JN119384

生き様を大切にするためにチームがすること・できること

患者と医療者の退院支援実践ノート

退院支援研究会・リハビリテーション医

本間　毅 著
HonmaTakeshi

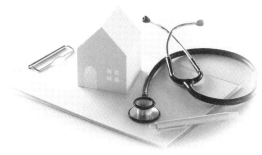

遠見書房

はじめに

　私は，2017年5月に新潟で発足した「退院支援研究会」を主宰している1957年生まれの医師です。もともとの専門分野は整形外科ですが，現在は病院に勤務し入院患者さんのリハビリテーション医療に専念しています。リハビリテーション医は，医師としての一般的な診療以外に，他の職種の専門性を活かしながら患者さんとご家族の望む退院を目指し，チームの円滑な連携と協働を調整する能力も求められます。そんな中で，私には患者さんの退院が近づく度に「調整者として自分の役割を十分に果たせたのか」という問題意識あるいは不安に絡みとられる傾向がありました。現在，退院を目指す調整業務は，退院計画，退院調整，入退院支援といろいろな名前で呼ばれています。そして世の中には，今でも診断が確定していない入院直後に何枚もの同意書や承諾書とともに記載される入院診療計画書の「入院見込み期間」を盾にとって行なわれるような「退院強制」がまかり通っているのも現実です。あなたの理解を深めてもらうため，よくありそうな例え話を交えてこの物語を始めます。

■こんなとき，あなたが病院の相談員ならどうしますか

　ある日，50代の女性Aさんが，家の階段を踏み外して足首を骨折し，搬送された病院の救急外来を想像して下さい。相談員（MSW；医療ソーシャルワーカー）のあなたがその救急外来に呼び出されると，Aさんは整形外科の担当医に，入院して骨をつなぐ手術を受けるように提案されていました。そして，その時に初めてAさんが認知症で目を離せないお母さんと二人暮らしだったことが分かりました。独りでAさんの帰りを待つお母さんのことが心配で，「入院は勘弁して下さい」と涙ぐんでしまったAさんに，担当医は「それでは骨折が治る頃には脚の機能が低下して，買い物や介護ができなくなるかもしれません。下手をすると，途中でお母さんと共倒れになることもあり得ます。この

レントゲンをご覧なさい，足首の内側と外側の骨が折れているでしょう。あなたの骨折なら手術をして2〜3週間で松葉杖をついて退院できると思いますし，その後は月に1度くらい外来に通ってもらえれば，これから先の骨粗鬆症の予防もできますよ」と優しく説明していました。でも，お母さんのことが気になるAさんは，それどころではありません。相談員のあなたの頭の中には，「まず入院の手続きをお手伝いして，お母さんの方は，今日からの生活を何とかしなきゃいけないので，担当のケアマネに見に行ってもらおう。お母さんって，Aさんの実のお母さんかな。近所にフットワークの良い親戚やお友達がいると良いけど。ところで怪我をした階段って家の中？」と，いろいろな考えが浮かびます。そして，Aさん親子の普段の生活ぶりや二人の関係性はどうか，Aさんの言葉と表情の間に見え隠れする言葉にならない思いに，気がつけば一番困惑し迷走しているのはあなたかもしれません。でも，骨折の症状や治療だけでなく，目の前にいる患者さんの生活の内面まですぐに目が行くあなただからこそ，Aさんやお母さんが置き去りにならないよう，その答えをAさんと一緒に考えることができるのです。

■本書の構成と特徴
　本書の構成は大きく4部に分かれます。第1部では私が退院支援に取り組むきっかけになったエピソードと，当研究会が発足するまで経緯を明らかにします。そして第2部は，2017年5月に開催した発足式，2017年6月の第1回から2019年11月の第10回までに開催してきた定期事例検討会，2018年および2019年度の年次大会の様子を記載しました。この第2部が全体の核に相当します。第3部は，私が整形外科分野のリハビリテーションに携わる医師として，過去に発表した退院支援に関連する8論文と最後に1講演の記録を，医師以外の皆さんにも可能な限り理解していただけるように加筆修正して掲載しました。その講演からつながる第4部では2025年問題（2025年になると団塊の世代と呼ばれる方たちが後期高齢者になり社会保障費が高騰するだろうという考え方です）や8050問題（80代の親が50

代の子どもの面倒をみる。背景に子どものひきこもりや失職の問題があると言われています）にも関係する，病を得た親と子のアンビバレンスと，頑張りすぎてしまうことでさまざまな問題を起こす介護者の問題を日本オリジナルの「阿闍世コンプレックス」という精神分析の概念を応用して検討します。

　本書で，診療報酬の算定を前提にした入退院支援のノウハウや，退院が迫っている患者さんへの「今日から誰でもできる即効性のある支援策のひな形」をお示しすることは，私の意図するところではありません。私と当研究会の仲間が行なってきた退院支援の物語に耳を傾けていただき，改めてあなた自身の退院支援の物語を，じっくり腰を落ち着けて考えてもらいたいと私は思います。そうすることで，本書に登場する人たちと読者であるあなたの共同作業で，新たに大きな「物語（ナラティヴ）」を創りあげてゆくことができるでしょう。物語は，相前後しながら進むものですが，最初から順番にお読みになることをお勧めします。

　私は，本書をさまざまな職種や経験年数の方に読んでもらいたいと考えています。本文中では，なるべく医学用語や符牒を減らし，（　）の中に私なりの註釈を加えるよう心がけました。「　」は発言だけでなく強調したい言葉や文章，『　』は書名や有名な論文名と「　」内の「　」です。おそらく臨床経験が少ない学生さんにも充分にお読みいただけるでしょうし，あなたが患者さんや患者さんのご家族でも，私の意図するところはご理解いただけると思います。最近の学術誌では，引用文献のページまで記載することを求められる場合が多くなりました。でも，一部分の前後関係には囚われず，「はじめに」から「あとがき」まで一冊の本を読み通して，はじめて「著者が言いたかった意味」を理解できることがあります。気になったページを限定していない参考文献は，極力全体をお読み下さるようお願いします。また，本書の趣旨と直接関係はないけれど，いずれ読んでおいた方があなたのお役に立つのでは，と思われる書籍の書名・版元・発行年度も記載しました。おせっかいのようですが，退院支援の現場や実習で，あるいは支援を受ける当事者として，何かしらの違和感を憶えたことがある

方をお手伝いし，退院支援のあるべき姿をともに考える機会にしたいと考え，私は本書を世に出すことを決意したのです。

　新型コロナによって世界に未曾有の事態がもたらされた，2020年春から，私は本書の執筆を始めました。いつか安心して学会や研究会を再開できる時が来たら，我々の定期事例検討会や年次大会に参加して，あなたの退院支援への思いを私たちに聞かせて下さい。パソコンやスマートフォンを駆使した新しいコミュニケーションの意義は理解できますが，面談，対話，そして告白も一度きり（一回性）で，人の温もりやその場の雰囲気を感じ取れる「生けるものの声」（Voice of living things）であることに意味があると思います。そろそろ検討会や年次大会の開催時期かなと予感したら，当研究会のHP（http://tsk2017.com）お知らせ欄をご覧になって下さい。

■研究対象者への説明と同意について

　冒頭の足首を骨折して救急搬送されたＡさん以外，本書に登場する患者さんとそのご家族には全てモデルとなった実在の人物がいます。ご本人達には，学術的な検証の対象にすることを説明したうえで口頭発表や論文化への同意をいただき，事例検討では所属機関の倫理委員会で正式に承認されている方もいます。私は，病院で研究の同意をいただくとき，できるだけプライマリー・ナースか医療ソーシャルワーカー（以下，MSWもしくは相談員）を伴い，説明の際のクライエント（患者さん本人，あるいは患者さんとご家族の意味に使い分けます）の表情の変化に注意してもらうよう心掛けています。一瞬でも不快そうな表情が見られれば，どんなに貴重な報告でも開示は控えるべきです。「一般人である患者さんやご家族には，専門的な研究を理解することは難しい。説明と同意自体にあまり意味が無いので，同意書という記録さえ残せば大丈夫」と驕るようなことはなく，研究の成果は，必ず次に担当するクライエントの退院支援に活かすべきです。研究会の活動を学会で発表したり，文章化する際には，仲間達の工夫や考察の記述を私に委ねてくれるようお願いしましたので，本書の文責は全て

私に帰します。あとでも述べますが，目の前の人が自分に反論や疑問を投げかけることができない可能性があるときは，それは自分の方に問題はないのかと吟味することが大切だと思います。30年あまりの臨床経験から，倫理的に正しいことを続けていれば臨床だけでなく研究も効率良く進むものと，私は確信するようになりました。

　序章の最後に，当研究会の活動と本書の記述には，一切の商業的利益相反事項がないことを明言します。

本間　毅

目　次

第1部

私が退院支援に取り組むようになったきっかけ

第1章

対人援助に関わる私の原体験

　唐突ですが，海軍飛行予科練習生だった私の父は，1945年8月の終戦から半年以上かけて新潟に帰りました。その後，地元の大学の医学部に進学し，1961年に新潟市の西の外れで医院を開業しました。今も残る造り酒屋のとても大きな土蔵の，向かって右半分が歯科医院とそのご家族の家，左半分が父の医院と私たちの家でした。生涯，酒と柔道を愛した父が亡くなって10年以上経った今でも，地元で買い物をしている私の顔をまじまじと見て，「子どもの頃，あなたのお父さんに柔道を習っていました」と声をかけて下さる方がいるのは，まことにありがたいことです。

　そんな父には，晩酌の最期に少しご飯を食べる習慣がありました。ある晩，父は3歳の私にお握りを作って欲しいと言い出しました。その頃，新潟の家庭で食べる日常的なお握りは，中に入れる具などなく，塩か味噌を付けて漬物を添える程度の質素なものでした。母の手伝いで，3歳の私がピンポン球ほどの小さなお握りをつくると，父が美味しそうに次々と食べる。このときの経験は，今でも私の趣味である料理の楽しさと，自分が誰かのために何かするとその人に喜びをもたらすという，ある種ポジティブで強烈な記憶となり，私の脳裏に深く刻まれました。ひょっとすると，私が作るお握りを食べるという行為を通して，父は戦争で失った平和な時間を取り戻し，母は家族との安らかな時間をさえぎり，母の父と兄を奪った理不尽な力が消え去ったことを実感していたのかどうか，両親が他界した今となっては知るよしもありません。

　このお握り体験は，取り組まなければ何も起こらず，場合によっては不全感を残すことも，取り組んでみれば大きな充足感や喜びを，周

囲と自分自身にもたらす可能性があるという，後の私にとって重要な意味がある学習の機会になりました。この「原始的贈与交換（贈る→受け取る→お返しをする）」を通じ，贈与がもたらす陽性感情の空間的普遍性と時間的連続性を3歳児が現象学的に読み取った瞬間とも言えます。なお，「贈与交換」について詳しく知りたい方は『贈与論　他二編』[1]をお読み下さい。著者のマルセル・モースに通貫する主題は「全体的給付」であり，異文化を知ろうというものに求められる民族誌的な姿勢（エスノグラフィック；自分たちとは違う世界の人たちの姿を，敬意を持って別の世界へ橋渡しする態度）とともに，退院支援を行なう際の基本的な態度にヒントを与えてくれた名著です。

　ちなみに「現象学」は，フッサールやハイデガー，あるいはレヴィナスなど多くの哲学者によって提唱された研究概念です。一人の研究者でも時期によって解釈は異なりますが，例えばお握りの詳細（お米の種類，海苔の産地，中身など）をつきつめて検証するのを一度止め（エポケー），お握りが「お握りする」（お握りを作ることではなく，お握りが存在としてお握りであること）ことの，純粋に内在的な意味を獲得する方法で，それによって普遍的な認識を得て，そのものの存在や価値の本質をさらに深く探求して別の対象にも敷衍する。また同じお握りから，人間は三角のお握りをマテリアルが異なる対象物，三角定規と男女の三角関係と比較することで，その実体を取り出すことができない「三角」という共通の概念を瞬時にイメージすることができます。入院してくるまでは顔も知らなかった患者さんの退院を一所懸命に支援する経験の中から，あなたが思いもしなかった意味を知り，別のクライエントにも応用できる。その結果にはクライエントや仲間にも何かしらの変化をもたらす可能性があると想像したら，退院支援で苦労する甲斐はありますね。あなたが対人援助職なら，こういう場合に仕事のやり甲斐を感じるのだと思います。

　私がかつて勤務していた病院で，「退院支援が必要な患者さんがいるとしたら，その人や家族に問題があるからでしょう？　そんなことをしても病院の収益は増えないし，入院期間が延びることもありますよね。そこに医学的な意味などあるとは思えません」と言われたこと

があります。多分，その人は経験から何かの意味を学び取る力がなかったのではなく，私にとっての「お握り体験」のような現象学的経験に遭遇する機会がなかったのでしょう。その後，私の研究発表のペースがグッと右肩上がりになったことから考えると，逆境は私に創造的「怨念感情（ルサンチマン）」を与えてくれたことが分かります。今しがた，懐かしいその病院のホームページを見てみたら，病院の取り組みとして「退院支援」と書いてあるじゃないですか。な～んだ，人が悪いな。本当は退院支援が大切だと分かっていたのですね。

第2章

「退院支援研究会」発足までの道のり

　ところで，諸家の報告を見ると，退院支援はこれまで「日常のケアや医療管理を，退院後も入院中と同じ水準で受けられるよう，患者や家族の自己決定を支援する，職種や部門を越えたプロセス」[2]と定義されることが多かったと思います。つまり，「入院中の理想的な生活を手本にして，家に退院してからも頑張って下さい」と，医療者はクライエントや生活期のスタッフに伝えてきたと言うわけです。でも内視鏡治療や人間ドックで病院に短期間のお泊まりをしてみれば，比較的自由がきく個室でさえも，入院生活は医療者側の都合で決められた特殊な約束事に満ちていることがよく分かります。患者さんの中には，入院を監獄生活と表現をする方もいます。飲酒や喫煙はもちろんダメ，パソコンや携帯電話などの通信は遮断され，女性ならおしゃれは禁止で食事抜きや夜更かしテレビは厳重注意，言うことを聞かないと「自主退院」を求められ，カルテの表紙に「強制退院」と記録されることがあります。

　一方で，私を含め医療スタッフの一日と言えば，朝食は適当に済ませ昼食や夕食は成り行き任せ，夜勤続きで運動不足の日々が過ぎ，家族と過ごす休日の計画を練ることも無く，気がつけば憂鬱な月曜の朝を迎えていることなど珍しくありません。仕事や研究と，病気の療養は違うのかもしれませんが，自分ができないことを患者さん達に強制するのはよくありません。二日酔いのたばこ臭い息で，患者さんの飲酒・喫煙を咎めてはいけないのです。「あなたの中の何がそこまで飲ませるのか，どうしたらたばこやお酒を減らせるのか，一緒に考えましょう」。場合によっては共感的に理解するより，共犯者として連帯感を

発揮した方が功を奏することもあります。

　いつ頃から医療者の周りに，「自分や家庭を犠牲にしても，仁術や聖職と言われる仕事と研究を第一に考えるべし，いや，それ以外のことは考えなくとも良い」という空気が蔓延してしまったのでしょうか。そのような空気がただよい続けると，疎外感から人間は独善的になり，患者さんやご家族どころか仲間の話にじっくり耳を傾けることや，自分自身の経験，特に健康管理に関する失敗談や家族の介護にまつわる苦労話を披露することが難しくなります。「風邪を引くのは医師としての心構えができていないから」と言われた私たち世代の医療者は，自分自身が患者さんやその家族になることができず，大変な事態に陥ってしまった仲間も数多く見てきました。一世を風靡した「失敗しない女性医師」も，けして理想の医師ではありません。彼女は，患者さんの全てを受け入れることが大切だと心では分かっていても，それは重過ぎるので，白衣を心から脱ぎ去ることをせず，手術という習熟した手続きで「自分」を守っていたのだと思います。女性医師を演じた女優さんが，語学やダンスに至るまで才たけて，稀にみるほど見目麗しいがゆえに，心の白衣を脱ぎ捨てる時間があるのか心配になってしまいます。

　卒業後に資格取得を義務づけられている職種は，学校のカリキュラム自体が専門課程の演習が中心になり，資格を取得した後もサブスペシャリティを持つことを期待されます。私と同じ整形外科医なら，国家試験合格後6〜7年目に整形外科の専門医資格を取得し，さらに脊椎外科や関節外科などいろいろな分野の専門医試験を受ける方が増えています。一方でそのような専門化指向を見て，「医師はスペシャリストではダメ，ジェネラリストを目指せ」と言いながら，医学以外のことは全て家族任せでクライエントやスタッフと意思疎通が図れない非常識な医療スペシャリストもいます。他者に対する援助を志すものが，対象になるクライエントや仲間の望むところを考慮に入れず，表面的な手技や手順の習得を求められるのは望ましくありません。自分が身動きを取りやすい環境の中で手際よく勝ちを収めることだけを考えていると，自分中心のクライエントの支援にはほど遠い姿勢を身に

つけてしまうことがあります。このようなことが無いように自らを戒め，クライエントの利益を最優先事項と捉え，何でも言い合える関係を前提とした多職種の連携や協働を実践できれば，退院支援が一方的になることは少なくなると思います。

　このあとも時々，面談やカンファレンスの「お作法」に関する私の疑問を提示し，事態改善のための提案をさせていただくことがありますので，ご容赦下さい。まず，誰でも良いので面談開始時刻より5分前には面談スペースに行き，換気やエアコンの調整をしながら部屋の片付けなど怠りないようにしましょう。以前，定時になってからようやく面談の場所が確保でき，ドアを開けたら面談用のデスクに植木鉢が並んでいたことがありました。今日は地域包括ケアシステムの話し合いではなかったはず……。あなた達より先に，クライエントが面談室に到着し，鞄からメモ用紙とボールペンを出して話を聞く準備をしていたら，その時点であなたのチームは失格，退場です。つぎに，私自身は可能な限りクライエントにコミット（近接）したいほうなので，インフォームド・コンセントやカンファレンスの時に，司会者から「それではまず，とてもお忙しい先生から病状を説明していただきます」「はい，これで現在の病状とこれからの治療方針がよく分かりましたね。先生，ありがとうございました。皆さま拍手をお願いします（それはないか）」と，うやうやしく頭を下げられ，ドアを開けてさっさと追い出されそうになると猛烈に腹が立ちます。丁寧に扱われているようで，「巧言令色鮮し仁」と言いますか，慇懃無礼で逆に小馬鹿にされているような気さえします。これは，「あなたのようなヤブでも，医師でさえあれば患者さんや家族は言うことを聞いてくれるでしょう。用事は済んだのでさようなら」という逆差別です。ドアくらい自分で開けられますし，こういう不必要な動きが重なって，患者さんやご家族が発言し難い，目に見えない上下関係を生み出す原因になるのです。「私の説明を聞いてどう思われましたか」とクライエントに聞き，その場で仲間から追加の発言や修正をしてもらいたいのは私のほうです。主役はあくまでもクライエント，今どきはシェフや店長がお客さんより偉そうにしている飲食店はありませんね。それまで「ここ

ろ，ここにあらず」という顔で，明後日の方を向いていたスタッフが，順番にレジュメを早口で棒読みし，くたびれ果てた患者さんや家族から，束になった承諾書や同意書に署名押印をもらい一丁上がり。思わず「悪徳商法の営業マンか」と突っ込みたくなるような場面が多すぎます。報酬算定の期限が設けられている書類にも注意が必要で，患者さんや家族は医療や介護について素人でも，自分のことは自分たちが一番知っているし，治療や調整に要する期間も主体的に決めたいと思っているはずです。そのために必要な情報を分かりやすく示し，バランスが良い選択肢を少なくとも 2 つ以上示しつつ，考えるのに必要な時間を与え，答えやすい状況をつくるのが我々の役割です。なんとなく専門職の権威を漂わせて，予定調和の結論に導く面談はお粗末としか言いようがありません。

　この先も何度か繰り返すことになると思いますが，退院支援の糸口になる面談は，制度やサービスの手続きだけを紹介する場ではありませんし，特別な存在である専門家からの権威と善意の押しつけをする場でもありません。退院支援の根本は，クライエントと同じ一個人の，良識と倫理観に基づいた配慮や気配りであると考えるのが最も適切だと思います。

第3章

私に「物語」の重要性を
気付かせてくれた恩人Bさんについて

　1980年代末からの6年間，私が母校の大学病院で担当した男性患者Bさんは，70代の完全頚髄損傷者でした。Bさんには四肢麻痺に加え呼吸筋の不全麻痺があるため，夜間は人工呼吸器を外せず，褥創や気管切開部から，頻繁に多剤耐性黄色ブドウ球菌が検出されていました。こんな説明では，何のことやら全く理解できません。頭蓋骨の下から尾骶骨に至る背骨を医学用語では「脊椎」といいます。その断面の，真ん中から少し後ろ寄りにある穴が上下に連結して背骨全体で脊柱管と呼ばれる，クネクネ動かせる管のような構造になります。その管の中を，脳からつながる神経の束である「脊髄」が足の方に向け（尾側に向け，と言います）通ります。骨は'椎'で神経の束が'髄'です。人によって生まれつきの差はありますが，頚椎は7個，胸椎は12個，腰椎は5個，その下に骨盤の後方構成要素で，一繋がりになった仙椎と尾椎があります。各々の頭の方から数えて3番目なら，第3頚椎，第3胸椎，第3腰椎と呼び，上下隣接する骨の間から神経根という脊髄の枝が出て，内臓を含む筋肉の動きや知覚を支配します。腰椎の途中で，腰髄は円錐を経て，馬尾という神経の枝が馬の尻尾のようにまとまった部位に変わります。脊髄は末梢の神経に比べ，脳と同じように複雑でデリケートな神経回路であるため，力学的なダメージや阻血状態から回復し難いのが特徴です。Bさんは自宅の庭木の剪定中に脚立から転落し頚椎が脱臼骨折してしまい，手術で脱臼を整復しても神経麻痺が回復しないほどの重篤なダメージを受けました。Bさんは自分の意思で手足を動かすことや，寝返りや背伸びをすることがで

きず，呼吸に関わる横隔膜やあばら骨の間にある筋肉の麻痺で，夜間は人工呼吸器を外すと呼吸が苦しくなるため熟睡できません。病棟スタッフが2時間おきに痰を吸引し，体の向きを変え，その都度クッションの調整をしても床ずれができやすく，高齢で全身の抵抗力が低下しているため，抗生物質が効きにくい多剤耐性菌を体から除去できない状況が続きました。

　大学病院の相談員Kさんと私は，何日もかけて関東周辺の脊髄損傷やリハビリテーション専門機関へ転院の問い合わせをしました。でも，基礎疾患が多く神経損傷が高度な高齢者のBさんは，専門的な手術や集中的なリハビリテーションを行なっても効果が期待できず，多剤耐性菌により他の患者さん達への院内感染の原因にもなりうるという理由から，声をかけた全ての病院に転院を断られました。その顛末をご家族に説明したところ，「先生，ご苦労様。そんなことだと思っていました。お話を聞いて，専門機関への転院が難しいことはよく理解できました。それから，病状が回復しなくとも，合併症を予防して現状を維持するだけで集学的な（いろいろな分野の専門家の力を集約して）治療を継続する必要があることも分かりました。でもそれは医学的な一般論で，私たち家族にとって，父の怪我は全くプライベートな問題なのです。父のこれまでの人生と人となりを考えれば，専門機関に転院して延命するより，短くとも家で父らしい生活をさせたいと思います」という返事をもらった私は，正直言って面食らいました。

　確かに，Bさんの家は自営業で経済的に余裕があり，常時複数のご家族が家にいます。しかし，当時は介護保険施行以前の時代で，大学病院は訪問看護のチームを編成したばかりで，今は多くの睡眠時無呼吸症候群の患者さんが家庭で利用している人工呼吸器CPAP（Continuous Positive Airway Pressure；経鼻式持続陽圧呼吸機）も一般的ではありませんでした。幸いにもBさんのかかりつけだった内科クリニックの院長先生は，私の大学の先輩で，「Bさんの家なら近所だから，何かあれば往診できるよ」と訪問診療を快く引き受けて下さいました。さらに地元の救急隊と，人工呼吸器や喀痰吸引器の業者がテストケースとして全面的な協力を申し出てくれ，非常時に備えた自家発電機の準備

もしてくれました。

　それから5年間で13回，我々は最長2週間の試験外泊を繰り返しました。しかし，介護保険制度が始まる前の当時では，夜間の喀痰吸引や頻回の体位交換など介護のマンパワーを継続的に確保することができず，Bさんは6年目に肺炎で他界しました。

　この間，病棟スタッフの間には，さまざまな葛藤がありました。カンファレンスの最後には，必ずと言って良いほど「そもそも最初の治療方針に問題がある，褥瘡や気管切開部の処置は休日であろうと主治医が行うべきで，それが医師のつとめである」という，一見もっともに聞こえて，ただの責任逃れの犯人捜しごっこにすぎないような意見が噴出します。昔，竹村健一さんという，独創的な髪型でパイプ片手に「大体やね」と辛辣かつ切れ味の良いコメントをする政治批評家がいました。医療者の中には，竹村さんの足下にも及ばぬ，代替案を欠き，完全に時機を逸した「そもそも論」を展開する人が少なからずいますが，Bさんが大学の救命救急センターに搬送された時は，いわゆるDOA（death on arrival；病院に搬送された時点で心肺停止）の状態だったわけで，初期治療の方針は唯々，救命だったのです。治療チーム全体の調整役を任された私はまだ30代の半ばで，この「そもそも論」に幾度となく心が折れ，最後の頃は，自分に都合の悪いことは何も聞こえなくなりました。実物を見たことがありませんが，ダンボの耳が垂れ下がり，先が細く丸まって外耳孔を塞いだ状態です。「他にもやり方はあるかもしれないが，今はこれしかやりようがない」と思っているものには，仲間からの聞こえよがしの批判が一番強く胸に突き刺さります。

　介護保険制度がスタートし，在宅復帰に向けて集中的なリハビリテーションを行なう「回復期リハビリテーション病棟」が創設された2000年以降，在宅でのケア要員の確保は以前に比べれば容易になりました。Bさんの治療経験は，その後の高齢脊髄損傷者や，重度の障害を残したまま在宅復帰を希望する患者さん達のケアに役立ったことは言うまでもありません。しかし，上級医の指導で「高齢脊髄損傷者のリハビリテーション」や「高齢脊髄損傷者の在宅復帰」というテー

マで，Bさんを含む患者さん群と対照群の異同について研究発表をしても，あの時のご家族の言葉と何とか自宅での生活を再開したいと願うBさんの思いに考えを馳せると，私にはずっと「飽き足らなさ」がついてまわりました。

　ある年，私は都内で開かれたリハビリテーション医の勉強会で，「高齢脊髄損傷者のリハビリテーションの問題点」と題し，Bさんの治療から得た知見について講演しました。私自身が「物語（ナラティヴ）」という言葉や，自分についてまわる「飽きたらなさ」の意味を知る機会がなかった時期ですが，海外の文献の中には，今で言う脊髄損傷者の当事者研究もありました。意識や判断能力は保たれているのに，受傷した途端に身体機能が回復しないことを運命づけられる重度の脊髄損傷の場合，我々医療者が熱心に取り組んできたことと，患者さんや家族が望んでいることが乖離しているのではないか，という主旨で私は問題提起をしました。その時，演台の真正面にいたリハビリテーション医学会の重鎮から，「君のグループの医学的なアプローチがそもそも間違っている。それに患者さんや家族の努力が足りない。全くお話しにもならない，お粗末なリハビリテーションだ」と言われました。すでに述べた「脊髄の神経構造は複雑なので，脳と同様に重度の損傷からの回復は難しい」という，長い間広く知られ，いまだ未解決なままの医学的な現実に基づいていない指摘の後も，重鎮の延々と続く批判は，私の母校が創設間もないことにまで及びました。これも例の「そもそも論」であることに気付いた方は多いでしょう。私はついに「やかましい。論旨の正否はともかく，他大学の医局員には最低限度の礼儀を尽くして意見をするべきであろう。文句があるなら表に出ろ」と返してしまいました。その場の険悪な雰囲気を修復しようと努力して下さった方々と，壇上で猛犬「重鎮号」に嚙みつく，若い「狂犬」の姿をニヤニヤしながら面白がる方が半々でした。その場を誰がどう収めてくれたか記憶にすらありませんが，翌朝，私はその勉強会とリハビリテーション医学会を退会し，教室のI教授に前日の出来事を報告しました。すると意外や意外，「本間君でかした。それでこそ私の弟子だ。いやあ，全く愉快。でも君の考えは，いつか必ず学術論

文にまとめなさい。約束だぞ」とお褒めと激励の言葉を頂戴しました。私にまとわりつく「飽き足らなさ」はその後も続き，Bさんの退院支援に対する自分の考えを論文化[3]することで，I教授との約束を果たしたのは，それから20年後のことでした。題して『退院支援におけるナラティヴ・アプローチの可能性』。第2部で5番目に紹介する論文です。私は，この論文の中で「患者さんとご家族の物語」に近接することの治療的な意味合いと，退院支援の関係について論述しました。私の考えが，整形外科やリハビリテーション科医療と異なる分野で原著論文として採用されたことをI教授はとても喜んで下さり，「その努力は生涯続けるように。私だって引退した今でも勉強を続けています」と，私につぎの課題「生涯継続」を下さいました。恩人Bさんとそのご家族のお陰で，私は患者さんが今までどのように生き，これからは誰とどこでどう生きてゆきたいのか，その物語を積極的に傾聴（アクティブ・リスニング）することから，患者さんの望む退院支援がスタートラインにつくことに気付きました。そして，このことは脊髄損傷のように特別で重篤な外傷に限らないことである，と今は確信しています。

　ところで，あなたは「物語（本書では時々，ナラティヴと表記します）」をどのように理解されていますでしょうか。物語は，一般には「物語そのものや，語る行為」[4]とされることが多いようです。例えば雨に降られた女の子が，樹の下で雨宿りをして濡れずに済んだとします。樹木の種類やその時期の葉の茂り具合，女の子の体格，風速や雨量を根拠にして雨宿り効果について対照群と比較しつつ論述するのがエビデンス・ベースの解釈なら，「孫思いの祖父が植えてくれた樹のおかげで，女の子は雨に濡れて寒い思いをせずに済んだ」というひとつの物語があれば，「雨雲に気付いた女の子は，いち早く樹の陰に隠れ難を逃れた。それは傘を貸してくれた見知らぬ男性のおかげでした」という新たな物語も成立するかもしれません。ある事象が，当事者によりさまざまに陳述されることを「羅生門現象」[5]と呼び，これは黒澤明監督の映画『羅生門』（主演：三船敏郎，1950年，大映）に由来します。平安時代，杣売りが強盗殺人事件を目撃したが，物的証

拠が少ないお白州で語られる「真実」は，現場にいた人の数だけ異なり永遠に平行線を辿る，という内容です。ドライブレコーダーや防犯カメラの画像でも，前後関係が分からなければ良し悪しの解釈さえ難しくなります。そして，あらかじめ「危険」や「あおり運転」という言葉がタイトルに付くと，その画像に対する先入観が付与され，登場人物へのイメージが変わります。入院中，呼吸困難があり気管切開をしていたBさんと私は，残念ながら時間をかけて話し合うことはありませんでした。医師が（介護・福祉職も同様でしょう）虚心坦懐に患者さんや家族の生活歴や価値観，「病の物語」に耳を傾けず，そんなことは科学的な根拠に乏しい「いつもと同じ，要らぬ話」だと片付けてしまったらもったいないよ，と今でもBさんが私に語り続けているような気がします。

　Bさんを担当していた頃，「若い男性脊髄損傷の患者さんが本格的に職業訓練を受けてみたいと言うので，先生も東京都の施設を一緒に見に行きませんか」と，大学病院の相談員Kさんに勧められ，私は新宿区戸山町にあった東京都福祉局の外郭団体である東京都心身障害者福祉センターの旧庁舎を訪れました。そこで自分が何をするのか全く理解できていないにも関わらず，同センターの医師の勧めで非常勤ながら身体障害者の判定業務につくことを決めました。Kさんはとぼけていましたが，なにやら事前にワナが仕掛けられていたような。後日，判明した私の役目は，身体障害者手帳の交付を希望しているけれど，「身体障害者福祉法第15条第1項の指定医」がいる病院で（当時の「15条指定医」は，大学病院は教授や助教授，民間病院では病院長かリハビリテーション科部長の面々が多かったと思います），なかなか診断書を記載してもらうことができない患者さんの要望に合わせ，東京都内（伊豆七島や小笠原，本土復帰前は沖縄にも出向いていた時代があったそうです）の公民館や学校の体育館を巡回し，さらに必要な場合は患者さんの自宅に出張して診断書を記載することです。整形外科のI教授は快く，助手だった私の週半日の出張を許可して下さいました。以降，郷里の新潟に帰るまでの8年間で1,500枚以上の身体障害者手帳の診断書を作成しました。その一番の収穫は，大学病院という城塞

の中にいては想像もできなかった，重い病気や障害のある方たちの町や家での生活を目の当たりにしたことと，そして医療者などの専門職が患者さんのもとを訪れる，今で言う「アウトリーチ」が物事を円滑に進め，現実的な修正を行なう上でとても重要だと言うことです。

　アクティブ・リスニング，現場から得られる知，そしてアウトリーチは退院支援において極めて重要であると，今でも私は確信しています。

第2部

退院支援研究会の活動

第1章

退院支援を取り巻く環境

　「ケースワークの7原則」で知られるバイスティックは，社会的な問題の裏には必ず情緒的な要素が潜む[6]と指摘しました。困窮を極めたクライエントの心境はとても複雑で，経済的な援助や施設利用が叶っても，安堵の気持ちだけではなく，誰に向けたら良いのか分からない怒りや戸惑い，周囲から非難を受けないか疑心暗鬼に駆られ，罪悪感さえ憶えることもあり，軽々しく「良かったですね」と言えないことがあります。病気や障害のある我が身を省みない生活や，限界を超える家族介護をひとりで続けていれば，疎外感の先には自己防衛機制が働き，抑圧や否認[7]が増すかもしれません。今回は，治療やサービス調整を担当したあなたでも，自分自身や家族の病気でクライエントと立場が入れ替わったときのことを考えれば，その複雑な心境は手に取るように分かるはずです。

　これはあくまでも私の個人的な印象ですが，直接的に生命予後を左右することが少ない整形外科の臨床を省みると，臨床や研究でEBM（Evidence Based Medicine；根拠のある医療）が重視されるようになった2000年前後から，手術治療と新薬を駆使する薬物療法が，それ以外の治療に比べてより優れた治療と認識されるようになり，クリニカル・パスのような定式化された治療計画を運用することで診療行為全体の進み方が医療者側に都合よく加速されてきたような気がします。その立場をとる決意を固めた医療者は，患者さんの意向を聞き，徐々に明らかになる背景因子を勘案しながら時間をかけて行なう保存治療は性に合わなくなるようです。序章で登場した，足首の骨折を負ったAさんに，担当医は「手術を受けないと，Aさんはお母さんと共倒れ

になるかもしれない」と説明しながら，それとなくやんわりとＡさん
を脅迫しているわけですが，実は入院も手術もせずに，ギプスや装具
を使って骨折を保存的に治療することもできない相談ではないのです。
それでも問題があれば，２～３週間後に手術治療に切り替えても手遅
れではなく，骨折部の腫脹や皮膚状態が改善して手術をやりやすくな
ることさえあります。整形外科の専門的な教育を受けていない MSW
には，この辺の臨床的な判断は難しいと思います。でも，「先生，Ａさ
んは家庭の事情でどうしても入院できないみたいです。本当に通院治
療は無理なのでしょうか」と担当医に問いただすことはできますし，そ
れがＡさんと認知症のお母さんの利益につながる可能性があり，別に
差し出がましいことではないのです。MSW だけでなく医療チームの
一員は，常にクライエント（この場合はＡさんのお母さんを含む）を
最優先に考えるべきです。成人の骨折治療は順調な経過で半年コース，
長い方だと２年程度要することがあります。長いようで案外短いと思
いませんか。医師以外のスタッフにはそのずっと先のクライエントの
生活をも眼差して欲しいと思います。私は頚髄損傷のＢさんと，ご家
族の物語研究を発表してから，「身体医療分野の医師は心理や精神には
踏み込まない」という気持ちの枷が外れ，「精神分析的な工夫」[8] や，
術後満足度（手術そのものがうまくいっても患者さんは不満足，と言
うことはよくあります。それでも手術をした医師は，周辺の事情を検
証せず，手術の方法や使用した機材に問題があったと考えがちです）
に及ぼす「老いの受容」の影響[9]，クライエントへの「対人援助とし
ての退院支援」などに関し検討[10] を続けました。見方を変えれば，整
形外科をフィールドにするリハビリテーション医の本道をどんどん外
れて行った，と言われても仕方ないでしょう。でも，嵐の中で大きく
揺れる船の甲板の端まで勇気を出して進んでみたら，その先に拡がる
海原に朝日が差し始めているのが見え，彼方から私と同じような気持
ちで近寄る艀の上で大きく手を振る仲間の笑顔に気付くこともありま
す。クライエントとの信頼関係が強まり，距離が詰まり始めるときも，
私は「記憶なく，欲望なく，理解なく」[11] という英国の精神科医で精
神分析家のウイルフレッド・ビオン（1897 年～ 1979 年）の言葉を

忘れないように，自分が拠り所にする知識や経験に頼りすぎ，近視眼的な結論にこだわり，決めつけや押しつけをしないようにしようと自らに誓いました。自分の言動の裏づけになる根拠を，自分の守備範囲だけで強迫的に求めていると，その根拠のように見えるものに振り回され首を絞められて，下せたはずの冷静な判断に至ることが難しくなります。当たり前のことですが，世の中には誰にも分からないことや解決できない問題がいくらでもあることを，専門家と言われる人ほど肝に銘じるべきです。

　この分野の座学についてひと言付け加えます。目で見て，手で触れることができない人間の心を知ろうとする者は，心理学や精神分析はもちろん，哲学や倫理学，あるいは退院支援研究でも，しばらくは先駆者たちの名著をひたりきるほど読み込む期間が必要になります。例えば，「アパートで独り暮らしをしていた統合失調症の壮年男性が，徒歩で買い物に行った帰りに激しく転倒して腰椎を骨折，徐々に神経麻痺が出現したため基幹病院に搬送された。全身麻酔で骨折の整復と内固定手術を受けてしっかりしたコルセットも作成してもらい，術後の経過が順調なため集中的なリハビリテーションを受けるため，私が担当している病棟に転入して来た」とします。整形外科の私は，合併症や薬の飲み合わせに注意しながら，患者さんがコルセットをなかなか着けて下さらないときにどうするかと言うことに対処できる知識と経験はあります。問題は，アパートで独り暮らしをして近所に買い物に行ける水準の統合失調症者に関する知識がほとんどないことです。もちろん，すぐに精神科の主治医と骨折前まで担当していた精神保健福祉士や地域の保健師に教えを請います。それに併行して，「統合失調症の診断と最新の治療」，「統合失調症者の在宅復帰とその問題点」，「在宅生活で増悪・寛解する統合失調症の症状と注意点」など，ざっくり言って4〜5冊のテキストを読み込み，中で気になる参考文献も2〜3冊くらいは目を通します。一定の臨床経験を積んだ方たちの中には，本から得られる知識はバリエーションに富む現場では役に立たないと思われる方もいるでしょう。でも，本をひたるように読むことで，今あなたの目の前に起こっていることが，この場合に限られた事象なの

か，普遍的な問題なのか，至急対応すべきことなのか，この場はあえて見て見ないふりをしながら，しばらくは様子を見るべきなのか，これらについて大事な局面でより的確な判断を下すことができるようになると思います。私は，これまでの人生で最後まで読み切った本の中に，あんな本は読まなければ良かったと思う本は一冊もありません。もうひとつの座学，「知識と経験が豊富な方の講義」を心して聞くことの大切さは，言うまでもありません。

　さて，話は変わりますが，日本で第一次ベビーブームと呼ばれる1947年〜1949年に生まれた「団塊の世代」の方達が，西暦2025年になると総勢2,200万人を超える後期高齢者集団になり，医療や介護に関わる社会保障費が急増するだろう，と言われているのがいわゆる「2025年問題」です。そろそろ生まれてみるか，と思って誕生する人はいませんので，「団塊の世代」と一括りで呼ばれるご本人達は，不愉快に感じることが多いのではないかと思います。岩井[12]によればこの世代の方たちは，高度成長期に教育を受け，1970年代に20代を過ごし，その後豊かな日本社会の中で成人生活を送り，現在では退職以降の第二の人生を送っています。学生時代から現役を退くまで，休みなく現代日本の繁栄を築いてくれた彼らのエネルギッシュなパワーを，一部で「ゴリ押し」の代名詞のように捉える傾向があるのは残念なことです。もとは堺屋太一氏の小説の題名とは言え，十把一絡げにされたら人間は誰でも面白くないものです。そんなご本人達の気持ちはさておき，私は，その2025年問題への対策であるはずの「地域包括ケアシステム」や「地域医療構想」という素晴らしい概念が，過剰な「国家理性」[13]として，錦の御旗のように振りかざされることがないようにと願います。「国家理性（raison d'État）」は，遡ること16世紀のヨーロッパで，『君主論』（1532年）の著者として知られるマキャベリが提唱したとされています。それは，「国家の維持・強化が個人の日常的倫理や法律に優先され，個人レベルでは重犯罪である殺人や違法な情報収集などが国益のために推奨されること」を意味します。独り暮らしの美しい女性を，ドローンで時々盗撮したら条例や法律に違反しますが，隣国の動向が心配なので人工衛星からミサイル基地を

常時観察して，有事にはドローンで空爆も辞さないことは立派な社会正義である，というどこかの大統領が唱える理屈です。医学的な妥当性や経済的なメリットがあっても，当事者の意向に反し，家族から十分な同意が得られていない対応を措置的に行なえば，犯罪と認定できる要件がなくとも道義上，大いに問題があります。

　ところで，退院支援に関する言葉のお作法，「ヒト，人，人間」についてひと言申し上げたいと思います。私は現在，「身体障害者福祉法　第15条第1項」の規定による身体障害者の判定や，「難病の患者に関する法律　第6条第1項」で規定する難病の指定業務をしています。私が担当する業務は，その方達とご家族が生活し易くする手続きを開始するための書類を作成することを主な目的にしています。しかし，改善の可能性が低い障害があるか否かの判断は別として，その等級を分けるとか，この人は「いろいろと難儀でしょうね～」ではなく，「難病なので，治りません」と決定する権利を委ねられているわけで，私も複雑な心境になることがあります。

　そんな私から皆さんに是非，お願いしたいことがあります。認知症の当事者やご家族たちのグループは，随分前から「認知」や「徘徊」という言葉を使わないで欲しい，というメッセージを出されています。「～と認知する」という使い方は日本語として間違いではありませんが，認知症の患者さんを「認知」と呼ばれると，ご本人と家族は不快です。大工さんを「大工」と呼ぶのは単純に失礼ですが，大工と呼ぶと大工さんの家を作る力量が低くなったとは誰も思いません。むしろ職人さん同士では，仲間意識と秘めたる敬意を込めてそう呼ぶこともあるそうです。「大工さんのCEO」より「大工の棟梁」には，潔い生き方とクールでかっこよい響きさえあります。でも認知症の患者さんを「認知」と呼んだ途端に，「不確実性と危うさを秘めた融通無碍ともいえる魅力」を感じる人は皆無で，呼ばれた人自身やそのご家族が人間としての価値は確実に下がってしまったと感じるのも道理です。「あなたもうちのお父さんも認知だから」には，同じ状態の方への敬意や連帯感は感じられません。本当は，「認知」と呼んでいる人の価値が一番

下がっていることに気付かなければならないのですが。そして，ご本人なりの理由があって移動している人を，意味なくうろつき回り「徘徊」していると表現するのは，現象の記述として，理由の有無という点で正確さを欠きます。言葉に対し当たり前の感覚がある人なら，説明は不要でしょう。同じように身体障害を「身障」，特定疾患を「特疾」なんて呼ぶことは，時代的にそろそろ止めたほうがよいと思います。その分野の専門職ならなおさらです。「お嫁さん」と「嫁」,「甥ごさん」と「甥」から受ける印象も随分，異なりますね。患者さんやご家族が目の前にいないカンファレンスの時などに，早口でこのような言葉遣いをしている人は，胸に手を当ててその理由をよく考えて欲しいと思います。でも，そのような人は考える力と言葉に対する感性が不足しているがゆえにそういう言葉を使ってしまうわけですから，私から答えを申し上げます。「こんな言葉を使う私は，一丁前の○職です」というゆがんだ自己承認欲求を，胸に当てた手から感じ取ることができればまだ救いがあります。成人の患者さんを「〜君」と呼ぶのも同じ理由からだと思います。

　私は高齢者施設に勤務したことはありませんが，2020年の段階で，多くの医療機関にまだ「認知部屋」や「認知病棟」が存在しています。転倒や転落，昼夜逆転など患者さんの健康管理上の問題を減らすために，同じような病状の患者さんに良質なケアを一括して提供するという選択を全面的に否定するつもりはありませんが，「西側の認知部屋，なかなか下痢が止まらなくて〜」という報告は，患者さん個人を認知部屋と呼んでいるのか，はたまた部屋の壁や床から噴出しているのか。後者ならば，鈴木光司さんの作品『リング』の世界を彷彿とさせます。ヘイト・スピーチやマイクロ・アグレッション（何気ない発言や，それとなく成される行為や振る舞いによる差別）が問題とされている時代に，クライエントを差別や虐待から守るべき立場にあるものは真剣に援助者としての感性を研ぎ澄まさなければなりません。

　私自身の反省を込めて続けます。人間は誰でも，生まれる前の時間に始まり死以降も含む縦の流れと，他者との横のつながりという各自のコスモ（宇宙観）の中に存在しています。精神科医で臨床哲学者の

木村敏[14] によれば，古来より日本人には一人の人間の中に，思う自分と思われる自分があり，仏教と同じ頃に大陸から伝わった「人間」という言葉の「間」には，そういう意味（父母未生以前の自己）が込められているそうです。現実的には不可能ですが，仮に周囲との関係をすっぱりと切り離された環境に留め置かれた状況で，意思表示ができない状態に陥っても，「人格」がない人はいません。クライエント（これもちょっと冷たい言い方ですね，「依頼者」や「顧客」もしっくりこない）は，バック・グラウンドが明らかにされていない段階から人格を有する「人」，もしくは社会とのつながりのある「人間」であり，一匹二匹と数える動物や物としての「ヒト」ではありません。クライエントに対してヒト感覚で医療や介護，さらには社会福祉に携わっている専門職はとても危険なヒト，いやヒトデナシと言った方が正確です。第3部の6章の論文を記載した頃（僅か5年ほど前）の私が，研究対象の内訳を「234 例，300 膝」と記載しているのを見て，今の私は愕然としました。66 人は両方の膝の手術を行なったので234 人，300膝と数えた。これは関節外科の分野では，しばしば見られる表現ですが，「234 例」と言えば，あの患者さんがいたなと思うことはできますが，「300 膝」では，膝のレントゲン画像すら浮かんで来ないのです。患者さん達には大変に申し訳なく，当時の私の至らなさに恥ずかしい思いがこみ上げてきます。そういえば先日テレビで科学論文の解説を見て思ったのですが，「○本」は始まりと終わりがある文章の数え方だそうです。でも他人の論文まで「1本，2本」と数える人は，少し残念な気がします。「私は子どもの頃，毎年2，3本の漫画映画を見ていました。そして大学生になって友人と見た SF 映画に感動し，今でも年に2，3作は新作を鑑賞し，それに関係する幾編かの評論にも目を通すように心掛けています」。こちらの表現をする方は尊敬に値します。

　文化人類学者で精神科医のアーサー・クラインマンは，ケアが必要で困っている人に対し，公共医療研究者（衛生学や公衆衛生学など）はヘルスケア・コスト，心理学者は（課題に対する）対処行動をとるもの，そして医師は臨床スキル（向上のための；私も「○○の手技を経験したことがなければこの患者でやってみろ。何事も経験だ」と言

われたことがあります）の対象と考える傾向にあり，むしろ非専門職の一般人のほうが人間の実存的特質，道徳的・人間的体験の根本的要素の実践としておのずから支援に思い至る[15]と述べています。目の前で困っている人に対してすぐに手を差し伸べることは難しくとも，反射的に「大変だ，助けてあげないと」と思う感覚（孟子の云う「惻隠の情」）は，本来人間に備わっている，とても洗練された感情だと思います。でも，下手に予備知識や先入観があると，「若者 vs 老人」，「男性 vs 女性」，「裕福 vs 貧困」，「同胞 vs 異国人」，などと相手を二分してしまいがちで，結果としてケアの内容に影響が出ることも少なくありません。哲学者のハンナ・アレントは，ナチスの「全体主義」に関する記述の中で，人間を動物としてのヒト，あまつさえモノと捉える時，集団に非人道的な行動が発生する危険性が高まる[16]と指摘しました。頂点に君臨する独裁者すら知らないうちに，暴力は同心円のように末端へ広がり，そこに「生産性の多寡」という価値基準が加わると「優生思想」が生まれます。

　最近，世の中を騒がした障害者施設での殺傷事件の報道で，加害青年が抱える「心の闇」という言い回しが盛んに使われ，猟奇的な事件と同様に扱われて精神鑑定の結果に興味を憶えた人が多かったと聞きます。彼の言動は一部を取り上げると，確かに奇異な点がありますが，究明すべきは「心の光」の対極にある「心の闇」では無く，我々の「心そのもの」を「業火」にまで醸成してしまうような，私をして234人の患者さんたちの膝を「300膝」と数えさせた社会のあり方なのかもしれません。このことをよく検討しておかないと仮に精神鑑定で正常範囲を超えるという結果が確定し，それに見合った罪状を加害者が言い渡されても，二度と悲劇が繰り返されなくなることは無いと思います。

　大切なのに見過ごされがちなので，退院支援に関する言葉遣いについてもう少し追加させていただきます。患者さんの大切な体や命を預かるという使命感があり，医療者には潜在的にパターナリズムやジェンダー感（強い男性，父親による強権発動）がただよいます。つまり，「先生に全てお任せします」とクライエントに言われた医師は，これ

までクライエントの物語はもとより，他に選択可能なエビデンスをも切り捨てて，父性的に対処することを求められてきました。インフォームド・コンセントで病状と予後の説明を済ませ，足早に去る主治医。残されたベテランの看護師と相談員がクライエントに優しく声をかけながら不明な点や主治医に伝えておきたいことはないか，と確認する。このように母性的な働きかけをしてくれるスタッフがいることは，クライエントはもちろんのこと，主治医とそれ以外の治療スタッフにとっても救済でした。この母性的な補完を担ってきた職種の特性が十分に発揮されず，専門や認定資格取得の付随的な影響によるプチ・ドクター化とでも言いたくなる変化は，自分自身の存在理由を求めようと肥大した個人の欲求と，経済的効率が優先される医療環境によってもたらされた結果なのかもしれません。

　誤嚥性肺炎を繰り返して入院された男性のご家族へ，摂食・嚥下機能や呼吸器・皮膚排泄ケア認定有資格者から，こんな退院前指導をなされた場合を考えてみましょう。「あなたのご主人（患者さんは80歳前後の方と思って下さい）には，主治医が誤嚥性肺炎のパス（クリニカル・パス；標準的な治療計画）に沿って治療をおこなっています。幸い，肺炎の症状は落ち着いてきましたが，今回の入院前から咀嚼・嚥下の機能が低下していますので，これからも誤嚥や，ことによると窒息のリスクがあります。そんなことになったら認知機能が低下しているご主人でも苦しいでしょうね。安心・安全な栄養摂取の方法としては経管栄養がありますが，今後の施設利用などを視野に入れ，ペグ（胃瘻）を造設しておきませんか？」

　順番に解説します。主たる介護者が高齢の配偶者である場合は，個人情報がどうのとは言わず，お子さんやお嫁さん，場合によっては在宅でケアをしてくれる訪問看護師さんやヘルパーさんにインフォームド・コンセントや退院前指導に同席してもらった方が確実です。そしてせっかくの説明の機会を持っても，「パス」や「ペグ」といった専門用語を乱発するとご家族はご家族を人間ではなく，「物象化」[17]（モノのように扱われる）されたような印象を受け，質問や反論をする機会も気力も奪われます。それにこんな時，「安心・安全」なんて言われる

と，話しの内容そのものがとても胡散臭くなります。長年ひいきにしていた寿司屋さんの入り口に，ある日突然，「当店は安心・安全な寿司作りを目指します」と張り紙が出たら，私なら今まで何を食べさせられていたのか心配になり，二度とその店には行かなくなるでしょう。「安心・安全」は心がけの問題で，言語化して良いのは仲間への声かけや社内の標語くらいだと思います。さらに先ほどの退院前指導の説明でも見られた，三大脅迫産業の一角を成すと言われてきた医療者の言葉遣いは，一般の方には結構トラウマになります。「痛い，苦しい」は自分が患者さんになった時の言葉，そのつらさを想像していただければと言うときには，せめて「難儀，つらい」くらいに言い換える配慮が求められます。それから，ペグ造設の論旨にも検討を要します。要介護状態になってから利用する施設では，施設ごとの上限人数の枠内なら「ペグ（PEG = Percutaneous Endoscopic Gastrostomy；経皮的に内視鏡を見ながら造られた胃瘻）」を増設しておいた方が，経管栄養を管理しやすいことから，入所のハードルが下がるのは事実です。でも，「なので，先にペグを造設しておきましょう」というのはおかしな話です。名門女子校から男女共学に変わった高校をあなたの家族の中3男子が受験する日に，合格しやすいように忖度し受験生に女装することを提案する人はいないでしょう。それに，「PEG」は医師でも消化器系以外の人はフルタームを書けない専門用語だと思います。私のような整形外科医は，皮膚から骨が露出している開放骨折や機械の部品に巻き込まれた切断指を見慣れていますが，手術後の説明で，ご家族が希望しても写真をお見せする時は慎重を期しています。

　先に引いたアーサー・クラインマンは，疾病を外側から客観的に見る医療者の説明と，クライエントが内側から主観的に見ている「病の語り」[18]の違いに気付くべきであると注意を喚起しました。転倒して手関節を骨折した高齢者に，「あなたには，もとから転倒しやすい傾向があり，骨も脆く筋肉が萎縮しているので当然の結果として骨折した。この骨密度のデータをご覧なさい，骨がボロボロなのは一目瞭然でしょう。手関節の痛みや腫れは，他の骨折患者に比べれば，たいしたことは無いですよ」と説明する医師の言葉は，「足が滑って，たま

たま転んだだけ。私は，もとから足腰は達者で，祖母や母が，早くから腰が曲がったので，若い時からカルシウムを沢山とるように気をつけていた。手首がこんなに痛くて腫れているのに，たいしたことはないとはどういうことか」と思う患者さんの心には届きません。医師は他の患者さんと比較して説明していますが，患者さん自身は，怪我する前のひょっとすると若い頃の自分と，怪我をした今の自分の違いに愕然としているのです。まず患者さんは，医師に対しねぎらいの言葉と，傾聴という姿勢を求めていることに気付くべきで，専門的な説明はその次です。ロコモ（骨や筋肉の衰えから，移動能力が低下すること），フレイル（心身機能が低下し，要介護状態の手前に近づくこと），サルコペニア（加齢などによる骨格筋量が減少し，筋力以外にも前進の身体機能が低下すること）についても，エンドユーザー（最終的な受益者）である患者さんに対して，「私が言ったとおりちゃんとやらないと寝たきりになるし，そうなったらご家族も大変だよ」と脅迫めいたことを言うより，相手の立場や視点に立って啓発する方が，効果を期待できると思います。ここまで，くどくどと申し上げる理由は，**退院支援ではクライエントや仲間を「物象化」してはいけない，私たちと同じように，考え意思を持つ相手として敬意を払おう**ということをあなたにお伝えしたいからで，これは当研究会の活動と本書の根幹をなす基本的な概念です。このように回りくどい言い方をしてしまうのは，退院支援を巡る今日の状況を見ていると，患者さんやご家族が病気や怪我以上に「暴力的な説明」でつらい思いをしているのだろうと考えてしまうからなのです。

　話を，「退院支援を取り巻く環境」に戻します。

　1966 年ドナベディアンは，構造・過程・結果 [19] の視点から「医療の質」を明らかにしました。近年，我が国では社会保障費の適正利用と病院経営健全化の狭間で，在院日数や在宅復帰率など，目に見える「成果（結果）」が「構造」や「過程」に優先される傾向が強まっています。医療に限らず物事には構造があり，過程を経て，その結果が生じるのが本来の流れです。皆さん，こんな例を考えてください。

　魚屋さんの二代目店主が老朽化したお店を改装して冷蔵庫を新しい

ものに入れ替え，ショウ・ケースも大きくして従業員を増やしました（構造）。商品の仕入れ先を見直し，高価な品は減らして，ベテランの従業員に新人教育を徹底してもらい，お客さんの要望があれば三枚おろしや少人数用にパッケージし直し（課程），３年後には改修などの費用を全て返済し年商は３倍まで増えました。近所の若い主婦の評判は上々で，旬の魚の話題もよく聞くようになりました（結果）。

　ほとんどの病院で毎月行なわれている医局会議では，各部署の売り上げや病床稼働率の一覧表をもとに，医師は医師以外の責任者たちが目標数値達成について発破をかけられるのを見せつけられ，病院の中で行なわれている全ての医療行為は医師の指示で始まっているのだと言わんばかりの空気にさらされています。病棟に空床があればあったで病床を埋める（新規の入院患者さんを受け入れる）ように，満床が近づけば頑張ったねと褒められることはなく，早く患者さんを退院させるようにと言われ，結果として病床稼働率を100％に近づければ救急車の新規受け入れは難しくなります。救急医療崩壊の大きな原因は，このような行き過ぎた経済活動にあると言っても過言ではありません。寝食を忘れ，仕事と研究に一所懸命取り組む真面目な若い医師は，このような「檄」を飛ばされると途方に暮れてしまいます。勉強や研修なら若さと体力で何とか乗り切れても，社会に出たばかりの医師にとっては，何を根拠にどう動いて良いのか分からない難問が多すぎます。孤立無援の救急外来でもそのような「忖度」を求めるなら，根拠になる行動指針と「全責任は経営者にある」という文言を救急外来の壁にでも貼りだして欲しいと思う研修医は少なくないと思います。

　退院支援のトップランナー，宇都宮らの偉大な功績である「３段階プロセス」に基づくスクリーニング表[20]を現場で運用できるようになり，退院支援の全プロセスが可視化され，早期から標準的な退院調整に着手できるようになったのは特筆すべきことです。2016年度の診療報酬改定で，必要な人員を配置して施設基準を満たした施設は「退院支援加算ⅠもしくはⅡ」を算定できるようになったのは良いのですが，結果として病院側の早期退院志向はさらに強化されたような印象を受けます。以下に，よくある例をあげます。

　まかない付アパートで何とかひとり暮らしを続けてきた，軽度の認知症があり，生活保護を受給している高齢の男性が，体調を崩して週末の夕方にあなたのいる病院へ救急搬送されてきた場合を考えてみましょう。男性は昔，中学の英語の先生をしていたそうです。主訴は「エニィウエイ，体が難儀でバッド・フィーリング」です。本来は，県外に住むお子さん，担当のケアマネと保護課職員，地域包括支援センター担当者，訪問看護師，福祉用具業者，親切な大家さん，かつての職場の同僚，民生委員や自治会長と，病院側からは相談員，セラピスト，病棟看護師，主治医などの関係者が足並みを揃えて患者さんが無事退院できるように綿密な退院支援に着手すべきところです。言葉づかいの問題もありますが，愁訴と身体所見がはっきりしないため，治療はなかなか軌道に乗りません。入退院支援加算を算定するためには，定められた期限内に評価とカンファレンスを行い，その記録を残す必要があります。でも，あまり急ぎすぎてしまうと肝心の患者さんと家族が不在になり，挙げ句の果てには，入院中のカンファレンスで何も決まらないまま退院が近づき，「大事なことは家に帰ってから生活の視点で決めましょう」という退院支援，いや支援はしていないので「退院未支援」の結論が出そうです。誰にでも科学的で標準的な退院支援ができるような「退院支援のひな形」を作ろうという，前述した宇都宮の高邁な思想は逆手をとられ，それに向けて人員配置などの努力をする施設にはインセンティブ（頑張ったものへの見返り）を与えようと診療報酬を改定した厚労省の「Pay for performance（≒ incentive；頑張った人たちはご褒美を差し上げます）」というコンセプトも誤用されている，としか言いようがありません。さらに，こんなことを繰り返していれば，志が高い支援者ほど疲弊してしまうのはオフコースです。どうも日本語が混沌としてきましたので，この辺でお話しを整理します。

　こんなことを繰り返していたらクライエントにも支援者にも良くないので，当研究会では当事者を置き去りにせず，支援者自身が無理なく成長できるように，次のような目標を立てました。すなわち，１）退院支援に必要な知識や理論を習得しつつ，２）利他的な心構えとセ

ラピー的対話を可能にする手法を身につけ，3）積み重ねた経験を仲間たちと分かち合い，4）定期的に学術的研究としてまとめ公表する。これらの目標を実現する努力を継続していれば，同じ困難を抱える仲間を支える支援ができるはずです。

　当研究会には看護師の若槻宏子さん，社会福祉士と精神保健福祉士で主任介護支援専門員の小山弓子さん，訪問理学療法士の三村健さんからなる「大きなお世話の会」という世話人会があります。私と「大きなお世話の会」は，2016年秋から研究会発足へ向けて定期的に準備委員会を重ねました。顔合わせをしてみると，屁理屈をこねくり回しているのは私だけで，職種と表現方法の違いあるものの精神的な根幹は同じであることを確認できました。看護師の若槻宏子さんは，「対人援助学会第9回大会（2017年，京都）」の企画シンポジウムで，このときの様子に触れ，「退院支援を研究するならば，水平の関係性と協働の中で，対話を通して語り直し書き続け，ひとつ所にとどまらず行動しながら考えることが重要です」と強調していました。対話が無い，実は予定調和の上下関係が支配する，身動きのとれない連携会議や研究会が世の中には多いのではないか。多職種で連携するならば，責任の所在を明らかにし，「自分自身がクライエントなら」という当事者の視点を常に忘れずに，それを運用し享受する人間が不在にならないような退院支援にしたい，という世話人一同の意向を受け，2017年5月ついに私ども退院支援研究会は発足式を迎えます。

第2章

「発足式」の様子と，
参加者から寄せられた言葉

　それまでに，私の個人的な研究活動に数々の助言をいただいていた
ご縁に甘え，「対人援助学会理事長」で立命館大学副学長の中村正教授
を特別講演の講師にお招きし，2017年5月21日に当研究会の発足式
を開催しました。（「対人援助学」ならびに「対人援助学会」に興味の
ある方はhttps://www.humanservices.jp/info/735から同学会HPをご
覧下さい。）

　冒頭，私からこれまでに述べた当研究会発足までの経緯を述べ，中村
正教授には，退院支援を行う際に求められる「人を助けるという実践
的行為」を改めて考えてみましょうと「対人援助学の創造──『生き
る』を協働することの省察的な実践」と題した，全く手加減無しのご
講演をお願いしました。そのあと，私と中村教授が再度登壇し，予定
の1時間を超え参加者たちと有意義な対話の時間を過ごしました。昼
食無しで臨んだため，この辺りで参加者は自我意識もうつろな，曹洞
宗で言う「心身脱落」状態になり，頭はますます冴え渡ったそうです。
まあ，お腹がすいて血糖値が下がったという解釈もありますが。この，
開会の挨拶をさっさと済ませ，手加減なしの特別講演のあと，激烈な
対話の時間に突入するスタイルは，参加者に『三島由紀夫 vs 東大全共
闘』（監督：豊島圭介，2020年，GAGA配給）にひけをとらない圧倒
的な熱量をもたらしました。対話の時間は，思っていることをなかな
か言葉にして表明しないことを良しとする新潟県民にも刺激になった
ようです。その後の事例検討会や年次大会にも，さまざまな職種と経
験年数の方達がシンポジストとして登壇し，自由に発言してくれるこ

とになり好評をいただいています。

　以下に，発足式の際に寄せられたメッセージを紹介します。

1．「会の進行」で気付いたこと

①「新幹線や飛行機の出発時間が迫っている」と講演が終わるやいなや，質問も受けずに帰りを急ぐ演者が多い中で，いつ果てるとも知れぬ中村教授との「対話の時間」は非常に素晴らしかった。涙が出ました。

②研究会と特別講演のテーマがあまりにも壮大すぎて，重要すぎて，面食らった。

③途中の進行がアバウトなのに時間通りに終了したのには驚いた。

　以降，※は著者註です：私は常日頃，皆さまに「退院支援には銀河系レベルの視点が必要である」と申し上げております。今後もテーマは可能な限り大きめで臨みます。

2．代表の「当研究会発足までの経緯」で不明な点がありましたか

①とてもわかりやすかった。とにかく何があっても研究会を継続して欲しい。

②代表の退院支援に対する思いには大いに共感できる。むしろ発足が遅すぎました。

③言葉遣いが難しく，寝ぼけた頭にはすんなり入ってきません。

　※失礼いたしました。今後，気をつけたいと思います。

3．「中村正教授の特別講演」からあなたは何を学びましたか？

①立命館大学で中村教授に指導を受け，対人援助学を学んだ人たちの実践と研究成果に興味がわいた。

②支援者からクライエントへ一方通行で退院支援の提案をしがちだが，それがゆえに一番大切なクライエントとの関係性が崩れてしまうこともある。

③地域，在宅で新たな生活を始める生活者に対し，専門職としてどう支えてゆくべきかきめ細やかに考えてゆく必要性を感じた。

④「教養」を疎かにして専門バカになっていたのではないか，ここのところは自分でも考える続ける必要があると思った。

⑤「横知恵」（※他職種,経験年数の違う仲間からの学び）をつけることが大切で，視点を固定しないことを忘れてはならない。

⑥「受容」や「共感」がうまくいかないのは異なる視点や教養を身につけていなかったからかもしれないと反省した。

⑦地域で生きる当事者の声を聞くことの重要性を再確認できた。その方の問題解決のヒントは「本人の物語」の中にある。

⑧ある場面を切り取るだけでなく，その人全体，家族，地域を支援することの重要性。

※中村教授の手加減の無い講演の素晴らしさを改めて知りました。「横知恵」は新潟でも流行しそうな予感がします。

4．これから退院支援で気をつけたいこと

①患者さん本人だけでなく，支えている家族の都合と何を望んでいるか知ること。

②在院日数や病床稼働率は病院側の都合。患者さんが求める支援にしたい。

③退院後の生活にもっと目を向けるべきである。

④当事者の気持ちは他の誰にも分からない。聞いているつもりで聞いていないこともありうる。その中で可能な限り寄り添い，支援者としてできることを考えたい。

⑤問題や危険性にだけ焦点を当てるのでは無く，できることを尊重して支援したい。

⑥研究会の綱領にある「急がず，立ち止まり振り返って考える」ようにします。

⑦退院が追い出しや強制になったら問題である。退院できて良かった，と思ってもらえる支援を目指したい。

⑧退院支援は退院させる支援では無い。その人らしく生きるための
　支援である。

　※退院支援が病院側からの一方的なものになり，クライエントの意
向を果たしてどれくらい尊重してきたのか，お集まり頂いた方に限っ
て言えば,疑問に感じているという声がとても多かったです。「退院支
援は，その人らしく生きるための支援」名言です。

5．当研究会に今後，期待することやアドバイス
　①今の退院支援は縦社会の中にあり，クライエントに対して一方通
　　行の業務になっているところがある。事態の改善には多職種連携
　　を深める必要がある。
　②学会や研修会で，退院支援研究会の活動を開示し，社会への啓発
　　につとめて欲しい。
　③職種，職場，経験年数を超えた幅広い研究会になって欲しい。
　④社会資源のひとつひとつが何を意味するのか検証し,研究会が「面
　　接技術」では無く「面接力」を高める機会になって欲しい。
　⑤病院から送り出す立場と，自宅で受け入れる立場に温度差を感じ
　　ることがよくある。お互いの伝えたいことを理解しようとする努
　　力を続けたいと考えています。
　⑥「国や行政から言われるがまま」になるのではなく，当事者と支
　　援者の感情や現実に焦点を当てて欲しい。

　※現状の退院支援に疑問を感じ，あるべき姿を求めるならば，その
活動を広く開示し啓発につとめるべし，ですね。勇気がでるありがた
いお言葉です。

　2016年にスタートした「退院支援加算」は，発足式の翌年，2018
年の診療報酬・介護報酬同時改訂で入院前の生活期に始まり退院後の
生活期に至る，つぎの入退院も見据えた「入退院支援加算」に昇華さ
れました。そのことの意味を理解し，発足式で参加者の皆様が指摘し

た下さった問題点が現場で少しでも改善されたのか，これからも検証を続ける必要があります。

　なお私は，「手加減無し」と表現していますが，中村先生から演題のご連絡を頂いたときに，「え〜，このテーマ難しそうだな。いろんな人たちが参加するし，最初だからもうちょっと簡単な話にしてもらえませんか」という意見が，準備委員会の仲間内でありました。最終的に「イヤイヤ，せっかくお越しいただけるわけだから，そのままでお願いしよう」という私の意見が通りましたが，別の機会で中村先生が，「なるべく簡単な話をして欲しい，というような考え方がゆるい会に私は金輪際，行く気はありません」と言われているのを聞いて，ほっと胸をなで下ろした次第です。講師をお呼びするときは，皆さん気いつけや〜。

第3章

第1回 2017年6月〜第4回 2018 年6月の事例検討会を振り返る

第1項　はじめに

　これから退院支援研究会（以下，当研究会）の1年間の活動を振り返り，4回の事例検討から見えてきた，新たな課題について考察を加えたいと思います。それは退院支援と切っても切り離せない「意思決定支援」の問題です。この第3章以降では，定期事例検討会（以下，検討会）や年次大会で発言してくれた仲間達のイニシャルと職種を記載してありますが，情報は無限かつ永久に拡散する時代になりました。本書では，検討会の段階からさらに倫理的に配慮し，対象の患者さんとその周囲の方たちに関する個人情報に変更を加えましたが，SNSで感想などを記載される際には，くれぐれも細心の注意を払うようお願いいたします。

　検討会では，最初に事例の提示を手短に行い，事実関係の詳細を質疑応答の形で参加者と確認し合いました。こうすることで，資料作成などで提示者が負う労力は軽減し参加者の当事者意識が高まり，主体的に問題点を明らかにしつつ，応用範囲が広い，今後につながる結論を導き出すことができます。これは世話人の小山弓子さんの提案に基づくもので，マサチューセッツ工科大学（MIT）のピゴーズ教授夫妻が1950年に開発した，教育分野などで困難事例の検討に広く用いられているインシデント・プロセス法[21]に準じています。ただし「研究会」という学術的な側面を考慮し，「こんな考え方もありますが」と，最後に世話人や私から，関係する文献的な知見を紹介し，次回へ

の課題を追加することもあります。事例検討会の参加者は，3回目頃から徐々にサクラが散り，人数は顔馴染みの 20 人台で落ち着きました。こうなると，わざわざグループ分けをして台紙に付箋を貼り，アイス・ブレークでおやつを食べてストレッチをするのは時間の無駄になりますので，参加者には自己紹介を交えながら，少なくとも毎回一度は発言してもらうように心がけています。ご存知のように，従来の予定調和と根回しのわりに何度開催しても結論は持ち帰りの会議より，普段はなかなか発言しようとしない参加者の有意義な見解を聞くことができ，グループ・ワークが優れているのはよく分かります。しかし，これはこれで，繰り返すうちに様式化してしまうもので，「集まったことに意義がある」みたいになり，散会後に本日のディスカッションの結果はどこで活かすのだろうと思う方も多いのでは。実際のところ，我々の事例検討会でもプレゼン担当者が気合いを込めすぎて用意したパワー・ポイントを全て供覧できず尻切れトンボで終了したこともありますが，そのあとで思いもかけない考察が生まれたことがあります。

　前置きが長くなりましたが，事例検討会と年次大会の様子を述べたいと思います。

第2項　第1回～第4回事例検討会

第1回事例検討会「診療報酬体系（包括診療）と過不足の無い治療について」

　腰椎骨折で入院した後に「うつ病」が判明した男性Cさんについて，社会人2年目のT相談員が報告しました。Cさんは妻と長女とともに暮らす 70 代の男性です。趣味はゴルフと家族のつきあいで行く買い物で，もとは冗談や駄洒落を連発する賑やかで明るい性格の方でした。しかし，健康診断で見つかった早期の前立腺癌の告知前後から気持ちが落ち込み，その後ひと月ほど家に引きこもって食事も碌にとらなくなりました。泌尿器科担当医からの告知は，「初期の癌なので予後は悪くありません。ホルモン療法の効果が充分期待できますので心配せずに一緒に頑張りましょう」という，同席していた奥さんも安心できる内容でした。しばらくして，自宅で転倒し腰椎を骨折して身動きがと

れなくなり，約1カ月後にCさんは私とT相談員が勤務するK病院に搬送されました。

　Cさんは急性期病棟での検査と治療を終え，「寝たきりを防止し，在宅復帰を促すために集中的なリハビリテーションを行う」回復期リハビリテーション病棟に移動してからも，食事やリハビリだけでなく，入浴や着替えなどの身体ケアも拒否し，頭から布団を被って離床はほとんど進みませんでした。消化器内科で食欲不振の精査を行いましたが，内部臓器には異常がなく，念のために受診した心療内科でうつ病が判明しました。心療内科で薬物療法を開始し，泌尿器科のホルモン療法を再開したところ，疼痛は徐々に軽快し，食欲や動作も改善しました。入院時からCさん自身は自宅へ退院することを希望していましたが，入院前1カ月の大変な生活で「家族介護」に不安を感じていた奥さんと娘さんは，Cさんの病状の改善と共に現状の受容が進み，入院100日目に自宅退院を前提にしたショートステイ先へ退院できました。

　我が国の診療報酬体系は，現在も外来や一部の急性期病棟では「診察・検査・処方・処置」などを合算する「出来高払い」制度を取り入れています。一方，DPC（Diagnosis Procedure Combination；診断と検査・治療を一括して組み合わせる制度）病棟や回復期関連病棟，療養型病棟では，診断や病床機能ごとの「包括払い（いわゆるマルメ）」に移行しつつあります。これにより，出来高払いの弊害であった過剰診療は減りましたが，包括払いの本来の目的である「診療行為の標準化や透明性」が置き去りにされ，主たる入院病名（Cさんなら腰椎骨折）と直接因果関係がない検査（胃カメラや腹部のCT検査）や他科併診（Cさんが受診した消化器内科，心療内科，泌尿器科）は「持ち出し」として敬遠されるようになりました。分野の違う複数の疾患がある場合には，患者さんの入院先が決まらず，入院してもその他の問題は手つかずの状態で，診療報酬を一定額算定できる限界日が来たら退院を強いられることさえあります。当たり前のことですが，過不足のない治療こそが患者さんの回復とご家族の安心につながる在宅復帰への王道です。

　我が国では，高度経済成長期（1954年〜1970年）とバブル経済期（1986年〜1991年頃）に，鳴り物入りで多くの病院が建設されました。しかし今やその建物は老朽化し，改装工事や高額な検査機器などの入れ替え費用を銀行への借金で賄うことを余儀なくされています。逃げも隠れもできない医療機関とは言え，銀行の負債は待ったなしで返済し続ける必要があります。銀行から派遣される経営コンサルタントが負債の返済を継続できる事業計画を提案する際に，ロバート・キャプランとデビット・ノートンが提唱したBSCバランス・スコア・カードを活用した「財務・顧客・業務・学習の4つの視点」を参照し，「医業経営の変革」を紹介することがあります。BSCが流布されるに連れ，病院とそのスタッフ達が自発的に作成した努力目標を達成することが「医療の質」向上をもたらす，というレトリック（巧みな言い換え）が医療界を席巻することになりました。さらにボタンは掛け違えられ，「財務の視点」は利害関係者（経営者と労働者，医療サービスの受益者）の期待に応える財務的な方策から「病床稼働率向上と在院日数短縮」へ，「顧客の視点」は顧客のニーズと企業のビジョンを両立させることが「入院と外来患者数の増加（病院なら外来患者より診療単価が高い入院患者を優先）」へ変わり，「業務の視点」は財務的目標の達成や顧客満足度を向上させるためにより良い業務プロセスを構築することが，地域の医療ニーズに応えるより「債務返済に向けた，自主的な目標数値設定とその実現への声かけ」優先され，「学習の視点」は業務の効率化・能率化より「生産性の向上」を現場に強いることになりました。

　医業経営コンサルタントとて，それを生業にして家族を養い，国に税金を納めている方達なので，その存在と活動は許容すべきだと思います。むしろリアルタイムに正確な情報を現場からコンサルタントにフィードバックすれば，医療者とは異なる専門家の視点から「医療の質」向上につながるアドバイスをもらえる可能性があります。それに病院にも，昔から医事課長や事務長という，経営に明るい縁の下の力持ちがいて，いつも事務室で悪戦苦闘しながら医療スタッフを支えてくれていました。私が違和感を憶えるのは，コンサルタントの皆さんの言

動より，本来は医療行為で勝負するはずの医療スタッフの中に，あた
かも自己啓発セミナーを受けて舞い上がってしまったお調子者か，下
手をすると似非エコノミストのように，前年同月比のグラフを作成し，
同僚に発破をかけまくる輩が出現したことです。彼らはおおむね，そ
の部署では「昼行灯」のような存在であることが多く，それを自覚し
ていたからこそ，自分の居場所はここだと気合いが入りすぎてしまう
のでしょう。「マーズローの欲求 5 段階説」[22] を拡大解釈することが
多い昼行灯ですが，彼ら自身の自己承認欲求は自己肯定感を通り越し
て，自己過剰尊敬感まで巨大に拡大してしまったような気がしてなり
ません。経営コンサルタントには，ミルトン・フリードマンが唱えた
マネタリズムの弱肉強食社会を現場の素人達にマネさせる前に，市場
の原理を「神の見えざる手」に例えたアダム・スミス，後の世に医療
を高次の社会共通資本と考えた宇沢弘文，できれば政府がその市場に
介入することで事態は改善すると主張したケインズの経済学について
分かりやすく解説してもらった方が良いと思います。医業経営コンサ
ルタントはあくまでも医業コンサルタントで医療コンサルタントでは
ない，そして経営と経済が目指すところは必ずしも一致しないことを
医療者も理解するべきです。世界的ベストセラーになった，『21 世紀
の資本』（みすず書房，2013）の著者トマ・ピケッティが，現代の格
差社会や南北問題を解決する原動力のひとつは，「国境や文化を越えた
人間同士のつながり」に他ならないと指摘していることを忘れてはな
りません。医療・介護・福祉界に経営コンサルタントが参入し，結果
として我々の仲間割れ状態を起こしていることをこれほどまでに腹立
たしく感じるのは，その影響が最終的な受益者であるはずの患者さん
や家族の利益を損ないはじめているからです。その詳細は，すでに第
2 部第 1 章の「退院支援を取り巻く環境」で述べ，現場からの声を第
2 部第 2 章の「発足式の様子」で参加者からいただいたアンケートの
解答として掲載していますので改めてご確認いただければ幸いです。

第2回事例検討会「認知症と介護抵抗がある神経難病の男性の医療選択」

　認知症と介護抵抗がある極めて稀な神経難病が進行した80代男性Dさんについて，ベテランの介護支援専門員（以下，ケアマネ）Oさんが報告しました。定年まで事務職を勤め上げたDさんは，几帳面かつ頑固な性格で，血縁者は娘さんと2人のお孫さん達だけでした。Dさんは奥さんと共に数年前に有料施設に入所しましたが，奥さんが急逝してから看護や身体ケアを激しく拒否するようになりました。話は逸れますが，この「看護や介護拒否」は何を意味するのでしょう。それは，患者さんだって体に触れられるのが嫌だから。ならば，人は何故に体に触れられることをいやがるのか。生き物の本能ならば，動物の子育ての様子や，飼い主からのボディ・タッチをペットが喜ぶことと，何がどう違うのか。端から敵意や軽蔑の感情を持って近づくスタッフは別として，ほとんどの看護師やケア・ワーカーは，患者さんを思いやる気持ちで，心から患者さんの健康や清潔保持を気遣い，接しています。それでも，人は「放って置いて欲しい」と望むことがある理由については，第6回の事例検討で述べる「生命の鍵概念」に関連するかもしれない，平たく言えばDさんは奥さんのいない人生は考えられないと思い至ったか，とだけ申し上げておきます。このように退院支援など対人援助に限らず，必要と思われる時は分からないことを徹底的に掘り下げられるだけ掘り下げて考えてみる。幼児の「なぜ，なぜ」というエンドレスの問いかけですね。掘り下げた結果として，そろそろ見極めたかな，と思うところまで到達すると，自分でも驚くような新発見をすることがあります。でも，この「井戸（id；Es）掘り作業」はくれぐれも人知れず，他人を巻き込まずに自分の中だけで完結させた方が良いと思います。以前，私の同僚だった病棟師長Tさんが，「当院では，退院支援を円滑に進めるためにケアマネージャーと定期的に交流会をして，こんな素晴らしい成果が出ました」という研究発表をしてくれました。そして私は，共同研究者として，データの解析やパワー・ポイントの作成などを手伝うことになりました。「ところでT師長さん，『その人らしく』ってみんな言いますけど，それって

何のこと？」と聞いたことがあります。それから，答えらしきものを見つけるまで2カ月くらい，ああでもない，こうでもないとふたりで話し合いました。Tさんはどちらかというと，長島茂雄さん型の「スーッと来たボールが，目の前でピタッと止まる瞬間に，パーンと打つと必ずホームランになります」という天才肌の看護師さんです。議論を繰り返すうち，ついにある日Tさんは目に涙を浮かべながら，「私，先生のそういうしつこいところがキライです！」と言いました。それでも「私らしさは『会津の赤ベコ』のような中空構造で，実体が無い『自分の中の自分』と，外から見た『人格を含む私』がしっくり一致した状態を言う」という結論に達したのは立派だと思います。それから10年くらい経ちますが「その人らしさ」を乱発する人に向かって，「あなたが考える，『その人らしさ』について教えて下さい」とことあるごとに絡んでいる私は，さらにTさんに嫌われそうです。

　話を事例検討に戻します。そんなDさんが，多量の消化管出血で有料施設から病院へ入院することになりました。主治医から娘さんへの病状説明に同席を許されたOケアマネは，「今回の消化管出血は何とか収まりましたが，Dさんの神経難病は進行性で嚥下障害も出現しています。今後も誤嚥性肺炎や，脱水も加われば尿路感染を併発することが予測され，予後は極めて不良です」という話を聞きました。確かに担当医が言う通りで，その後もBさんは誤嚥性肺炎や尿路感染を繰り返しました。しかし，Bさんはそれでも点滴や痰の吸引を激しく拒み，時には看護師に対し，厳しい表情と共にどこにそんな力が残っていたのか不思議に思うほどの暴力を振るうことがありました。娘さんは鼻に管を入れる経管栄養は希望せず，あくまでも経口摂取にこだわりました。

　Oケアマネは退院の直前，他の利用者さんとの約束が急にキャンセルになったため，娘さんと話し合う約束をして一緒にDさんの病室に向かいました。たまたま娘さん，Oケアマネをエレベータの前で見かけた担当医が，「Bさんは看護師に点滴をさせてくれないし，娘さんも経管栄養を希望しないなら，病院ではもうやることがありません。どうぞ，今からでも有料施設にお帰り下さい。看取りもそちらの嘱託医

にお任せします」と言われてしまい，急遽退院が決まりました。しかし，有料施設へ退院したものの娘さんは途方に暮れ，施設の嘱託医とOケアマネが娘さんに医療方針の決定を促しながら最期の日を迎えました。

　基礎疾患の病状が進行し認知機能も低下している高齢者の場合，個々の医療選択のさらに先にある終末期も見据えて意思決定を支援するべきです。医療者が統括する特殊な環境の中では，クライエント側は「侵犯体験の範囲」を自分の裁量で決定することはできません。だからこそ，医療者は自分が行なっている「強制の許容範囲」を，社会通念とは別の次元で設定できる危険性を忘れないようにするべきです。病院に入院した患者さんと医師は，注意しないと牢獄につながれた犯罪者と看守のような関係になると私が思う所以です。

　こういった経緯があり，ご家族が医療選択と意思決定を行うために必要な根拠と，考えるために必要な時間をもう少し医療者側から提供されていれば，同じ結果でも互いに納得できたのではないかとOケアマネは考えました。認知症高齢者とその家族の，医療選択と意思決定を支援するシステムを提唱する成本のグループに所属する医師の北岡が「インフォームド・コンセントを行なう時に，医師以外の職種，特に看護師の役割がとても重要である」[23]と強調しているのは，とても興味深いことです。

　医師以外の職種，特に看護師達がその役割を充分に発揮してもらうためには，当たり前のことですがインフォームド・コンセントを行なう面談室の環境も大切です。残念ながら「アドバンス・ケア・プラン（ACP；Advance care planning）」や，心肺停止時に積極的蘇生は行なわない「蘇生措置拒否（DNAR；Do not attempt resuscitation）」という用語が一般的になった現代でも，そのことをしっかりと話し合える専用の面談室が無い病院が多く，あってもほこりをかぶった骨格標本や人体模型が鎮座し，パーティションの向こうから笑い声や食べ物の臭いが漂ってくるような場所も少なくありません。つまり従来は治療の場と考えられていた病院には，利用者目線のインフォームド・コンセントを行なうために必要なハード（と言うより，ソフトを含むイン

フラ）に問題があるということです。

　病院で行なわれる医師のインフォームド・コンセントには，専門家による1対1のカウンセリングと異なり，複数のスタッフが同席することも珍しくありません。同席するスタッフの中には直立不動で記録紙を凝視し，飽きてくる（？）と背伸びやため息，中にはマジシャンのようにボールペンを回しながら壁の時計を気にしだす人もいて，その時点でクライエントの注意はおのずとそがれ始めます。自分は発言権が無い単なる記録者で，同意や共感を求められる立場ではないという空気が，「さっさと話しを終わらせろ」サインを醸し出してしまうのでしょうか。「さっきのアレはダメだよ」と面談のあとで言っても本人はきょとんとしていますし，さらに指摘するにはこちらがパワハラと言われる覚悟が必要です。私は，同席するスタッフには記録だけでなく自分なりの発言もしてもらいたいし，その面談から得られる「意味」があれば世に問いたいと誓う「証人（Witness）」であって欲しいと思います。また，面談が佳境にさしかかると別のスタッフに交代する同席者がいますが，ちゃんとした記録を作成するつもりなら，体調不良など正当な理由が無い限り，途中交代をしない方が良いでしょう。私は医師という仕事柄，面談中でも院内 PHS を切りませんが，誰からのコールでも「大切な面談中なので」とだけ返事をして，一端通話を止めます。それでも緊急の用件がある人は，すぐにメモを渡してくれるので，これで今までに大きな問題が発生したことはありません。ある意味作戦ですが，面談の相手には，このことで「主治医やスタッフにとって自分が大切な存在なのだ」と理解してもらえます。その他些末なことですが，事務用のスチールデスクと小さな回転椅子や折りたたみ椅子も改善の余地があります。急な入院騒ぎで疲れきっている家族，とくにご高齢の方が不安定な椅子に座ること自体が危険なので注意しなければならないとイメージできないようでは，転倒や転落の防止を重要な課題と考えているはずの医療者として問題があります。さらに面談の最中に，ノックもせずに闖入して床のモップがけやエアコンの点検を始める業者や，腰をかがめながら点滴スタンドを取りにくるスタッフがいて，なかなか気を抜けません。院内を探せば点滴スタ

ンドの 2 〜 3 本くらいあるだろうが，とご家族より先に怒りがこみ上
げて来ます。そもそも備品の収納を目的にするスペースを面談室にし
ようという病院側の感覚が問題で，お客さんを「〜様」と呼びながら，
銀行や郵便局はもとより，区役所や裁判所でさえも個人情報保護への
配慮が不足している世情の一端なのかもしれませんが。困り果てた人
からの相談や面談そのものを，大切に考えない社会の風潮は残念なが
ら改善の兆しがありません。多分，法律や条令が定める以前の人権意
識や，「人間同士の関係性そのものが尊い」という意識が不足している
のだと私は考えます。

　以上がインフォームド・コンセントを巡る問題でした。

第 3 回事例検討会「退院先が二転三転した高次脳機能障害がある 40 代の男性」

　脳卒中による高次脳機能障害がある 40 代の男性 E さんの退院支援
について，KW 病院から K 相談員と N 医師が報告しました。E さんは
幼少期に両親が離婚し，長距離トラックの運転で何日も家を空ける父
親は，現実的に育児放棄の状態でさまざまな生活困難が続いていたそ
うで，小学生の頃，空腹に絶えかねて畑から大根を抜き，その場で土
も拭わずに食べた思い出もあったそうです。成人してすぐに E さんは
結婚しますが，仕事は長続きせずに離婚，今日食べる物がなくなるほ
どの過酷な環境の中で脳卒中に罹患しました。頼りは疎遠になってい
た 80 代の父親だけで，入院後も協力どころか治療の妨げとしか言い
様がない友人達に，病室で百円，二百円とわずかな金銭の無心をされ
ることがありました。

　K 相談員は，E さんの経済状態と障害の程度に見合った施設への入
居を提案しましたが，最終的に E さんは「施設では自由がない」と，も
といたアパートの別室に杖と下肢装具を使い退院しました。アパート
の大家さんは E さんの病状を知り，大家さんとして可能な範囲の協力
を続けてくれました。それでも，E さんはストレスが昂じると大家さん
に暴言を吐き，K 相談員に自傷他害を匂わせる発言や電話を繰り返し
ました。発症前から，何事にも集中が続かず，落ち着きが無く，感情

の抑制が効かなくなってトラブルを起こすことが多かったようで，E さんが社会に適応し難いのは，高次脳機能障害の症状だけではなく病前からある性格傾向の影響が疑われました。

　検討会でのK相談員とN医師のプレゼンテーションを聞いた私には，うら若いK相談員には失礼な話しですが，40代の患者Eさんと80代のお父さん，そしてK相談員の間で繰り広げられるやりとりが，やんちゃ盛りの青年と激しく衝突する壮年のお父さん，それをはらはらしながら見守るお母さんのように感じました。事前に事例検討会の案内を配信した段階で，Eさんの子ども時代から続く悲惨な生活歴と乏しい肉親からの支援，さらに高次脳機能障害の合併という病歴を知り，「こちらがどんなに頑張っても支援の限界を感じるクライエントがいる」というコメントを下さったベテランの支援者が少なくありませんでした。平たく言えば，「どうにもしょうがない人はいる」ということです。それもまた，我々が生きる世界の現実であり，「もっと聴こう，治せるはずだ」と支援者が思うことの限界とその危険性への警告だと思います。

　退院支援とは言っても現実には手の施しようがなかったと，淡々とプレゼンテーションを続けるK相談員とN医師の苦悩に満ちた表情を目の当たりにして，疾病はそれまで隠されていたその人の問題を顕在化し，対策を具体化させる好機でもあり，安易なラベリングをせずに，葛藤する者を共感的に眼差す態度が重要であることに私は思い至りました。また，クライエントの混乱や抵抗は，良き意思決定へ発展する可能性を孕む，ある種の退行現象（幼い子どもが，無理を承知で駆け引きをしながら駄々をこねるイメージ）とも解釈できます。病気や怪我に倒れた時，ふと我に返り，今の惨めな自分と本来あるべきはずの自分の違いに気付くことから，真の解決の道は開けるのではないでしょうか。患者さんが抱える葛藤を，ご家族や友人が分かち合おうとするが分かち合いきれず，分かち合いきれないものを引き受けて支援する者に生じた内的な葛藤を事例検討の場で参加者に伝え，参加者もそれを共感し分かち合う。この多層的な構造こそが，事例検討を行う本当の意味であり，醍醐味であると私は参加者に伝えました。

　河合[24]が，事例を検討することの実際で述べた，「まず事例検討の場で守秘義務のある面談者の秘密を守らないことはクライエントにすまない，そして自分を信頼してくれたクライエントに生じていることに対し（カウンセラーとして）客観的な見方や表現をしてしまいすまない，公開の席で話すことは，極端に言えばクライエントを殺すことになることもある，『殺す』と言うことは生木では家は建たないので適切な時期に木を枯らす必要があることを意味する」，という見解とも異なる斬新な視点をK相談員とN医師は我々に与えてくれました。「あなたも3年目になったから，そろそろ事例検討やってみる？」ではスーパーバイザーがスーパーバイジーに対して，十分な説明責任（accountability）を果たしていないことは，お分かりだと思います。クライエントの葛藤を共感的に理解する覚悟と才能があれば学生さんや新人でも，私が第1部第3章で取り上げた頚髄損傷者Bさんのように，腑に落ちないことがあるのなら20年経ってから着手しても構わないのが事例検討だと思います。

2018年度年次大会について：主題は「退院支援とナラティヴ」

　話は変わりますが，2018年5月26日に当研究会は「2018年度年次大会」を開催しました。特別講演の講師として，日本における「物語（ナラティブ）医療」の先駆者，立命館大学総合心理学部の斎藤清二特別招聘教授をお招きしました。ご存知の方が多いと思いますが，斎藤清二教授は，消化器内科医で心療内科医でもあります。シンポジウムでは，新潟で物語医療を実践している医師の野本優二先生と大西康史先生，そしてニュー・タイプ弁護士（詳細は後述）の髙橋直己先生に登壇していただきました。先生方から本大会の案内に寄せられたメッセージを紹介します。

斎藤清二先生『医療における多職種協働と物語能力』

　「現代の医療において，多職種協働の必要性に異議を唱えるものは少ないと思われるが，現場において常にスムーズな連携が行われるとは限らない。特に医療における医療者−患者および複数の専門職間の

良好な関係性構築のために，医療者には『患者の病いの語りや同僚が体験していることがらについての語りを傾聴し，理解し，解釈すること』ができ『患者の病いの語りについての医療者の物語や，医療者自身の物語を適切に表現すること』ができ，それを通じて『医療者と患者,医療者同士の適切な関係性（＝癒やしの共同体）に参入すること』ができる能力が必要とされる。このような能力をリタ・シャロンは『narrative competence ＝物語能力』と呼んでいる。本講演では,このような医療者にとっての基本的な物語能力を育てる教育法についても紹介したい」

野本優二先生『頭のネジが飛んだ退院支援』

「今死のうとしている患者の家族に，この人は家で死ぬはずだったと，絞り出すような声で言われたとき，私の選択は，何としてでも生きている状態で患者を家に送り届けることだった。それは，頭のネジが飛び，自分自身のナラティヴ・コンピタンスを感じた瞬間だった」

大西康史先生『誰もが自宅へ帰られる地域を目指して』

「私の医師としての区分は家庭医でありリハビリテーション医ですが，より正確に自分を表現すると，地域医療医だと思います。自宅退院は，その人らしい生活と人生を取り戻す最初のステップです」

髙橋直己先生『高齢者支援における弁護士を含めた多職種協働』

「退院支援に際し，成年後見制度や契約行為など，医療・介護・福祉職と法律の専門家である弁護士が協働する場面は，今後ますます増えるでしょう。法律と物語について新潟県弁護士会に所属する髙橋直己先生からお話しをいただきます」（本間からの紹介文）

なお，弁護士の髙橋直己先生は，登壇の数日前に私の職場まで出向いて下さり，20分の講演のために2時間近く念入りな打ち合わせをして帰りました（それまでに髙橋先生からいただくはずの案内状のメッセージはこの時点で空欄なので私が勝手に記載しました）。髙橋先生

はクライエントを，「まずはうちの事務所にいらっしゃい。話はそれからね」と横柄に（失礼）呼び出す旧来の弁護士さんではない，巷で噂のニュー・タイプ，人呼んでアウトリーチ弁護士さんです。彼は当日にシンポジウムがスタートしてからも，他の演者の講演を聞いているのかいないのか，まだ自分のパワー・ポイント原稿を直しているではありませんか。「何という見上げた根性，さすが弁護士さんは違う」と私は心から感嘆した次第です。

　斎藤清二先生の特別講演とシンポジウムのあと，私も登壇して発足式で好評だった演者達と参加者による対話の時間を設けました。対話は盛り上がりすぎて，伊丹便で帰路につく予定の斎藤清二先生が飛行機に乗り遅れるのではと心配しましたが，世話人の三村健さんが無事，時間内に斎藤先生を空港まで送り届けてくれました。

　参加者からいただいたアンケートへの解答の一部を紹介します。

1．「当研究会の活動報告」で不明な点や，お気づきになったことはありますか

①「疾病は問題を顕在化して対策を具体化させる好機と考える」などの意味づけが勉強になった。

②退院支援研究会は最近知ったばかり。事例検討を重ねることで退院支援のスキルをあげていく取り組みは素晴らしいと思う。

③手作り感を感じました。

④自由な雰囲気。大切な患者さんに対する支援をどのように行っていくのか，まじめに考えている会だなと思いました。

⑤信念，ビジョンを感じ取ることができました。

⑥そもそも，なぜこの会をはじめようと思ったのか。その物語を聞かせて下さい。

2．斎藤清二先生の「特別講演」から貴方は何を学びましたか

①問題が生じると「医者と患者のどちらが悪いのか」という二元論になりがちだったと思います。

②ナラティヴを感覚的には感じることはあるし，日々の実践におい

ても実践していると思いつつ，それを言葉でつむいでいくことができずに諦めてしまっていた。「感じたことの素直な言語化」を続けたい。

③ EBM の重要性や，EBM をもとにしたリハビリの提供がよく言われているが，それと並行したナラティヴに基づいた考えも重要であり，クライエントと関わる上で，絶対に忘れてはいけないことだと改めて気づきました。

④「傾聴」を漠然と「患者さんの話に耳を傾ける」と考えていた。そこからどのように対応するべきなのか具体的なイメージを捕らえることができました。

⑤ Attention, Representation, Affiliation のプロセスが大切ということを学びました。相手から感じ取る力，創造する力を付けていきたいと思います。

⑥「よく分からない」ことに耐える，多義性に慣れることを学んだ。

⑦「病の語り」だけでなく，「人生の語り」を聴くことが大切だと学びました。

⑧「心動かされて行動できる」という言葉に胸を打たれました。

⑨現場で急性期のリハをしています。退院の近い患者様のお話を聞く時間を作るようにしていますが，今後もっと機会を増やしていきたいと思いました。病気ではなく，物語の全体像をとらえられるよう意識していきたいです。

⑩「対話」は患者様だけでなく，スタッフの思いも聞き出して，皆で仕事のやりがいにつながるようにしたいと思いました。

3．シンポジストのお話しから学んだこともお聞かせください

①ナラティヴを生かした医療を実際に現場で行なうためには，今までと異なる努力が必要である。独居で後見人の必要な患者さんが増えているので，法律上の知識も得られ勉強になりました。

②先生方の患者さんに対する思いの熱さを感じました。

③ベテランが陥り易い，「じゃまをする好意（行為）」に思い当たる。自分が何をじゃましているのかを考えるという発想がすごかった。

④「現実」という片思いに振り回されないようにすること。

⑤全ての医師や弁護士の方が同じように動かれているわけではないと思いますが，まずは，相談することで道が開けると思いました。

⑥「心地よいコミュニケーション」を心がけていきたいと思いました。

⑦在宅復帰の難しさを改めて感じると共に，基本はどんな方も家に帰るべき，という先生の言葉にとても共感しました。医療から発信し，地域で多くの方を巻き込みながら連携できたらと思いました。

⑧相手（患者）のために何ができるのかといった時に，いつも壁が立ちはだかってしまい「できない」になっていた。シンポジストのように壁を乗り越えていけるよう接していきたいと思いました。

⑨野本先生のケースで「この人は家で死ぬはずだった，入院は最大の選択ミスだった」とおっしゃったご家族の言葉がとても印象に残りました。何が最善かは，患者さんやご家族の思いに耳を傾けないと判断できないと学びました。

⑩パスによって早い展開で退院がせまられることが多い中で，患者さんの生活や人生がかかっている退院支援に必要な時間をかけることの大切さを再確認できた。難しいケースでも，患者さんやそこに関わる人の心のゆらぎを共有しながら物語をつむいでいく努力をしようと思いました。

⑪家に帰るかどうかは本人が決めること，という話に大変共感しました。

⑫退院支援について弁護士の方の関わりについて初めて知りました。認知症，独居高齢者，家族による虐待など，現実的な問題に直面しているので，弁護士の方による関わりについてもっと知りたいと思いました。

4．「対話の時間」の感想，当研究会へのアドバイスをお願いいたします

①「現実」と思い込んでしまっていることへ疑問をもつこと，「現

実」は人によって違っているという認識をもつこと，法律や決まりに縛られた中での「現実」を打ち破っていく勇気，気概をもって取り組んでいきたいです。ありがとうございました。

②事前に職場の皆からも質問を聞いてくれば良かったと思いました。申し込み時に質問を書き込めるスペースがあると良かったです。

③患者さんとご家族の幸せは何か，と気にしながら退院支援をしたいと感じました。

④「対話」の時間がとても勉強になり，あっという間でした。

⑤退院後，行いたいことは患者さんやその家族に決めてもらい，医療従事者が決めてはいけないことが分かりました。

⑥しっかり話を聞くことで，時間はかかっても後々の支援や病院に足を運んでくれる等，さまざまなことに返ってくるというお話が印象的でした。でも，最初から聴く耳を持ってくれない患者さんご家族もいるので，面接は難しいと思います。

⑦とても貴重な会だと思います。ありがとうございました。

⑧「対話」という時間に参加したことがなったので，いろいろな職種の方々と話せる機会はとても大切だと感じた。今後自分がご報告したい事例があったときには，よろしくお願いいたします。

※支援は対話から始まる。対話は対等な立場のアクティブ・リスニングが重要。では我々にかけていたもの，あるいはそれを妨げているものは何か。これが，私たちが解決しなければならないつぎの問いです。臨場感のある講演とシンポジウムから，私と参加者は多くのものを学ぶことができました。定期事例検討会に話を戻します。

第４回事例検討会「時々入院，ほぼ在宅は口で言うほど容易ではない」

判断能力が保たれているが，認知症のお母さんと独身で多忙な妹さんで３人暮らしをしている40代の神経難病の女性患者Ｆさんについて神経難病の専門機関で勤務するＴ訪問看護師が報告しました。Ｆさんのキーパーソンは婚姻関係にない男性パートナーです。２年前に歩行困難で発症し，進行性の神経難病と診断が確定した段階でＦさんが

在宅生活の継続を強く希望したため，早期からＴ訪問看護師のチーム
が介入することになりました。毎週末にパートナーの男性が宿泊し，Ｆ
さんの身の回りの世話と家の片付けなどを行い，Ｆさんは月の半分を
最新の薬物療法と周囲のレスパイト・ケアを目的に入院生活で過ごし
ていました。5カ月後からＦさんは，夜間に人工呼吸器を利用し始め
ましたが，同じ頃に嚥下・構音障害が出現しました。極めて近い将来，
自力での経口摂取やトイレでの排泄，会話によるコミュニケーション
が困難になり，気管切開や人工呼吸器を終日使用する必要がありそう
です。Ｆさんはご自分に関連する制度やサービスにも詳しく，「これか
らはパートナーに財産管理と身上監護を任せたいが，任意後見は時期
尚早，むしろ自分としては認知症の母と妹の将来が心配です」としっ
かりとした口調でＴ看護師に言いました。制度やサービスに詳しいと
いうことは，そのメリットとデメリットを自分自身の状態に照らし合
わせ，自分の意思で「受ける・受けない」を決定できる能力があると
いうことです。サービスや制度の紹介をしてくれる相手がその分野の
専門家でも，互いに不要な遠慮をしないで冷静に話し合うことができ
る，ある意味で理想的な状況だと思います。Ｆさんのお母さんは，Ｆ
さんの病状を把握できず，不穏に陥ることが多くなっていました。妹
さんはまだ若く，仕事とプライベートで多忙な生活に追われています。
　まずは，Ｆさんの治療を最優先に考え，パートナーには婚姻関係を
結ばなくても，任意後見の申し立てや委任契約者の選定から，公正証
書の作成にいつでも着手できるよう手順を説明し，心の準備だけはし
てもらう。お母さんと妹さん以外にも，医療契約を手伝い，何かの時
には署名押印をして下さる肉親も探しておく。医療者としては，そろ
そろこれらの提案をしたいところですが，判断能力が保たれているＦ
さんの意向を無視してまでどんどん話しを進めるわけにはいきません。
Ｆさん，パートナー，お母さん，妹さん，誰の意向をどこまで尊重す
るべきか。Ｔ看護師のチームにとって悩みは尽きませんでした。神経
難病患者とその家族は，病気の進行に伴い，治療やサービスについて
繰り返し選択と意思決定を迫られます。でも，その度ごとに，ご本人
達は辛い思いをしなければならないことを周囲は忘れてはいけません。

Ｆさんのお母さんの不穏や，妹さんの慌ただしい生活は，先行きが見えない中で不安を馴らし，何とかご自分達の「自己」を保つための防衛的な反応かもしれません。もしお母さんに認知症が無く，目に見えて病状が進行してもしっかりとしている娘さん（Ｆさん）や，それを献身的に支えてくれるパートナーの姿を見たら，誰にともなく「娘の不幸を招いたのは母である自分の至らなさのせいなのでは」と許しを請いたいかもしれません。このお母さんの子に対する葛藤については，第 4 部で改めて述べる予定です。着実に進行する疾患を抱えた患者さんとご家族が安心して療養を継続するためには，ご本人達の意向や意思決定を共有することを最優先の目的に掲げる，その分野の医療専門職と家族を含む在宅療養関係者間の多機関・多職種にわたる調整が求められます。支援や協働は「強く賢き者」が威厳や貫禄をもって，「弱く愚かな者」へ教え施すものではありません。

第 3 項　総合考察 1

　第 1 回検討会は発足式の直後ということもあり T 相談員の研究活動デビュー戦として周辺事情が複雑ではない事例を私が選びました。「診療報酬体系に左右されない，過不足ない医療に基づく退院支援が望まれる」ということが，この段階の T 相談員の最終的な考察です。でも，その後もこの傾向，即ち医療における経済活動優先の傾向が好転しているとは言いがたい状況です。

　第 2 回は入院後もクライエントを気遣い，クライエントの最期まで徹底して付き合う O ケアマネの「ケアマネとしての矜持」が見て取れ，同業の参加者にとって大いに刺激になったようです。いまだに生活期のスタッフがインフォームド・コンセントどころか退院前カンファレンスに出席することに難色を示す医療機関もありますが，将来はケアマネの資格を取得したいと目指している人たちには，O さんのケアマネという仕事にかける熱意を学んで欲しいと思いました。この事例をもとに，私は 2018 年 6 月に開催された第 55 回日本リハビリテーション医学会学術集会（福岡）で当研究会の活動を報告（第 1 報）してきました。

　支援を受けてしかるべきクライエントが,「手続き」は受けるが意思の確認が行なわれないまま, 退院や社会復帰を迎えている現状は極めて危機的です。私たちは検討会を重ねるたび, 退院支援を行なう際の「意思決定支援」への問題意識を深めました。現在, 本邦で用いられている意思決定支援の手引きには, ①意思決定を明確にして, ②意思決定における自分の役割を特定した上で, ③必要な情報を見極め, ④選択肢の長所短所を十分に比較検討した上で, ⑤次のステップを計画することを基本方針に定めた『オタワ意思決定支援ガイド（http://www.ohri.ca/home.asp2007）』や, 人生上の価値観における危機, 喪失または挑戦に関して, せめぎ合う行動の中からどれかを選択する際にとるべき行動の方向に対する「不確かさ」の尺度（DCS；decision conflict scale；ハードマン, 日本看護診断学会監訳, 2009）[25], 医療コーディネーターの行動指針（NPO法人楽患ネット）, 決定のプロセスを重視したシェアード・ディシジョン・メイキング（SDM；shared decision making；辻, 2007）[26] などがあります。これらを日本語の平易な言葉で包括的に記載した優れた書籍[27] もありますので, 本格的に医療コーディネーターの勉強をしたい方は是非, お読み下さい。いずれも統計学的, 科学的な検証が十分になされ, 倫理面にも十分に配慮された優れた指針が紹介されていますが, 実際の運用においては, クライエントの価値観や人生観, 家族に継承される死生観[28] も尊重されるべきでしょう。第2回検討会に対するコメントに引用した京都府立医大の成本らが提唱する「認知症高齢者の医療選択をサポートするシステムの開発プロジェクトチーム」や, 認知症の評価で高名な長谷川[29] が指摘しているように, 認知症になってもその人の人格は連続していることを考えれば, 認知機能が低下するほど本人の気持ち（例えば, 戸惑いや不安）に配慮する必要があります。

　第3回のK相談員とN医師の報告は, ある困難事例の検討にとどまらず, 退院支援のコアになる面談のさらに奥にある「人間としての葛藤」が, 人間の成長（実現しない, できないことを知ることも自己実現と言って良いと思います）にとっていかに重要であるかという命題を見事に外在化して,「事例検討そのものの意義」を議論の俎上に載

せることになりました。事例検討に限らず，我々は何のために研究しそれを広く世の人たちに発表するのか問い直して見る必要があります。高次脳機能障害，あるいはそれ以前にある性格傾向や生活歴が原因で，社会生活に溶け込めずにいる方への働きかけについて，これからも検討し続けなければならない課題が沢山あることも改めて確認できました。

　「選択」や「意思決定」は，けして医療に特有なものではありません。今朝のご飯は何を食べよう，職場や学校に何を着ていこうから我々の一日は始まります。もっと重大な進学や就職，パートナーとの関係や結婚，住居の選択，そして退職後の生活などさまざまな場面で人は選択を迫られます。まして自分以外の人が，どのタイミングで，何をどれくらい選択することを求めているのか判断し，的確なタイミングで支援することは実に難しいことであり，その分野の専門職こそ軽々しく型どおりの結論を出してしまっては，支援をしようとする対象に申し訳ないことになります。阿部がノーベル経済学賞を受賞したカーネマンの理論を引用して述べている[30)]ように，無意識的・直感的で主に短期的な利益を求める「早いこころ」は非専門家に，合理的で整合性があり長期的な利益を勘案する「遅い心」は専門家だけに特徴的なものではありません。疾病という形をとり，クライエントの心身に生じる急性あるいは進みゆくカタストロフィーと，それを自分の力で何とかしたくなる支援者側のはやる気持ちに，クライエントの生活全体を眼差す立場にいるものが振り回されないことの大切さを，我々は実践家であるＴ訪問看護師から学びました。時々入院することで，基礎疾患の思わぬ悪化や合併症の発生を予防することができます。そして，レスパイト入院は患者さん自身が望む，家族の休暇を確保する有効な手段になります。でももうひとつ，ほぼ在宅生活を維持して時々入院することで，治療の名の下に患者さんと家族の物語が無残に「書き換えられる」ことを少しでも避けることができるのではないかと私は期待します。

　繰り返しになりますが，チームで退院支援や意思決定支援を行う際には，職種間の暗黙の了解や優先順位が存在しない，あなたの目の前

には，いつもクライエントがいると仮定した「対等な対話」が成立していることが鉄則になります。医療者側の時間や経済的な効率にとらわれるあまり，認知機能やコミュニケーション能力が低下しているクライエントの意向を尊重しないような態度は望ましくなく，さらに職種や経験年数に内在する，ある種の偏った実証主義的言説が，対話以前に暗黙の優劣や支援者にとって都合のよいような決定をしてしまうことがないように注意すべきでしょう。

　退院支援と意思決定支援の根底に流れるものは，病気や障害という「不条理」を被ったクライエントの切実で待ったなしの問題を，支援者側の時間や経済的な問題に置き換え（前述した「物象化」にも通じます）ないように気をつけ，クライエントが大切にしてきた生活世界をも尊重する配慮，だと思います。急ぎ解答を出そうとするあまり，その逸る気持ちに押しつぶされそうになる儚い自己と向き合う大変さを厭わず，即効性や力強さを漂わせるものに安易に飛びつかない姿勢[31]を大切にすべきです。ある程度はクライエント側の提案や妥協案を許容しつつ，最終的な到達点をともに見据える。専門職を自認する物は自分の限界を見極めながら，クライエントや仲間達の疑問に誠実に応えつつ，意思決定支援を邪魔しかねない制度や時代の空気に自分自身が飲み込まれないよう注意を払う。研究会を発足して1年間の活動を通じ，これらのことを学ぶことができたのは大変な収穫です。

　第3部で紹介しますが，私は当研究会の発足前から整形外科分野でリハビリテーションを担当する医師として，退院支援に関する演題を事例検討という形で報告してきました。しかし，整形外科という身体医学分野の医師が退院支援に携わることに馴染みがないというより違和感を憶え，時に「論旨が科学的でなく，医師としての自覚あるいは威厳が足りない。患者や家族に振り回された支離滅裂な結論にしか聞こえない」と攻撃の矛先を向けてくる同業者がいます。そのような方は，それが何であるのか理解しないうちにEBM（Evidence based medicine）の洗礼を受けた世代の方が多いような印象を受けます。このような方は，学問を志す者が「儚い自己に正面から向き合い，手っ取り早く力強そうに見えるものに飛びつくことの危険性」を，100年

以上前に「諸学の危機」[32]として警鐘を鳴らしたエドムント・フッサールの声を聞き，ご自身の学問のあり方に，そろそろ決着をつけていただいた方が良いでしょう。曰く，その学問は誰の利益を目指しているのか。でも，当時の私はせっかく学会発表の機会をもらっても，最終日の午後に「その他」のセッションで数人の聴衆を前に口演することが続き，一時は研究に張り合いがなくなっていたことも事実です。

　そんな頃，母と息子の二者関係「阿闍世コンプレックス」の概念が，認知症のある大腿骨骨折患者さんの退院支援に有用であったという主旨で，第52回日本リハビリテーション医学会学術集会でポスター発表をした時は，「今から100年前，フロイトのもとを訪れた，本邦の精神分析家の草分け古澤平作は……」とポスターを前に口述発表を始めた途端，目の前にいたリハビリテーション医達が嘲笑とともに去り，さすがに寂しい思いをしました。私のその発表を，にこやかに最後まで聞いて下さった精神科診療で実績のある都立M病院のリエゾン（連携）医療の大家M先生にお礼を述べたところ，「最近の精神科医でDSMや薬物療法に一切触れずにフロイトまで遡って発表する奴ぁいないね。あなたは徒手空拳で難敵に立ち向かったわけだ。小此木啓吾先生が元気だったら，今日のあなたの発表を聞いて喜んだはずだよ。これからもせいぜい頑張ってね」と握手とともに激励の言葉をいただきました。ポスター発表は藤原景清ばりに「やあやあ，遠からん者は音にも聞け，近くば寄って目にも見よ」と名乗りの前口上から，遠くからでも人目をひき，これはと足を止めた聴衆がつい聞き入るようなプレゼンテーションをこころがけることこそ肝要と気付き，この経験は後の口頭発表や論文作成にも大いに役立ちました。

　その後，研究会HPで業績や活動を閲覧できるようにして，所属を病院から「退院支援研究会」に変更してからは，若い研究者のうち，特に社会福祉士や退院調整看護師さんから名刺交換や丁寧なご挨拶をいただく機会が増えました。中に「優秀な先生達ほど病気の方に目が行き，私たちはその分，患者さんとご家族の方に目が向いているような気がします。だからチームワークが必要なのですね」と言われた訪問看護師さんがいました。これからも皆さん，一緒に頑張りましょう。

第 4 章

2018 年 9 月〜 2019 年 11 月，退院支援の新たなる逸話（anecdote）

第 1 項　はじめに

　アラン・ヤングは著書『PTSD の医療人類学』の中で，「研究の一手法としての逸話（anecdote；アネクドート）は，個別的な事態をあげ仮説の検証は少数の対象で行い，理論は典型的な事例に基づいて推し進めるが，必ずしも集団的・普遍的である必要はなく，フロイトはこの方法を用いた代表的な研究者である」と述べています [33]。フロイトとその盟友ブロイアーは，当時ほぼ未知の領域であった女性ヒステリー患者達の人生体験について詳細な記録を残しました。この場合の「ヒステリー」という診断名は当時の文化的，キリスト教的道徳が色濃く影をおとしたもので，近現代の，多くは女性に対する差別的で見当違いな評価，つまり「意志薄弱な割に自己主張が強い心理状態が持続し，時に誰にも手を施しようのない程の爆発的な変化を来す気性」といった意味合いはありません。事実，ふたりの研究対象となった患者アンナ・O は，治療者達との決別のあと，本名のベルタ・バッペンハイムを名乗って優れたフェミニスト・ソーシャルワーカーとして一生を全うし，哲学者マルティン・ブーバーに「情熱的な精神を持つ稀有の存在」と言わしめるほどの逸材だった [34] ことが知られています。と，ここまでの数行の「逸話」から，近代的な検査機器に乏しく，精神科薬物療法の選択肢が少なかった時代，患者さんと対峙した精神分析家の真摯な姿勢を知ることができます。

　病に行き詰まった患者さんには，自分を治癒に導く可能性がある治

療者を探し出す能力があります。治療の課程が進み，治療者に対する
親しみと信頼感が深まり自分への敬意に気付くと，あなたの病歴を医
学的な研究の対象として公開させて欲しいとお願いしたときなど，個
人情報の開示だけでなく，何なら自分が登壇してプレゼンテーション
しましょうかと言い出す患者さんやご家族もいます。退院支援の研究
対象の場合でも全く同じようなことを言って下さるクライエントがい
ます。だからこそ，常日頃から自分の治療者としての立場を利用した
暗黙の力関係というか，「私はあなたのことをあなた以上に何でも知っ
ています。なぜなら私は専門家ですから」という「思い上がり（精神
分析家の土居は『全能感（オムニポテンス）』と戒めの意味を込め表現
しています）[35] のような感情」には気をつけたいものです。

　話を戻します。当研究会は 2019 年 11 月の第 10 回まで，約 3 カ月
に 1 度のペースで定期事例検討会を続けてきました。天候が不安定な
新潟ですが，事例検討会や年次大会の日は不思議と大雪や豪雨に見舞
われることはありませんでした。会の発足時に当研究会は如何なる企
業や団体にも依存しないと大見得を切ってはみましたが，忙しい仲間
達が早めに会場へ到着して受付やコーヒー・サービスまで手伝ってく
れると，天候に恵まれて時間通りに会が進行するといった当たり前の
ことが，本当に「ありがたく」感じられます。私からの御礼はケータ
リングのコーヒーと全国から取り寄せるお菓子くらいですが。

　それでは 2018 年 9 月の第 5 回事例検討会からお話を再開します。

第 2 項　第 5 回〜第 10 回事例検討会

第 5 回事例検討会「身寄りのない高齢者への支援」について

　看護師で新潟市地域包括支援センター職員の S さんが，進行性の血
液疾患で入退院を繰り返す，身寄りのない女性 G さんについて報告し
ました。S さんは長年，身寄りがない方達を対象にして，仲間たちと
ともに研究活動を続けています。

　入院の度に，保証人を買って出てくれていた地域の民生委員は，G
さんの病状が進行するに伴い，急変時の対応や最近はご遺体の引き取
りまで病院に求められ困惑していました。特殊な疾患なので，G さん

はいつも同じ病院の同じ病棟に入院して，顔なじみになったスタッフのお世話になります。そして，いつもの医事系職員に「医療や介護サービスは血縁者の同意に基づくのが原則です，お分かりですね」と説明されます。身寄りがないGさんや，多忙なのに善意で対応してくれるSさんと民生委員としては，ちょっと配慮が不足しているのではないかと思っても口に出せないが「病院」です。病院に社会福祉士がいるなら，前回の入院時に「成年後見制度」や「委任契約者の選定」から，退院後に公証人役場で遺言書を公正証書にする手順くらいはアドバイスをして欲しいところです。民法では，医療行為の多くは「準委任契約」と見做すそうですが，契約で発生する料金を請求できなくなったら病院だって困るはずです。最近のGさんの経過では，緊急で輸血が必要になることも考えられ，法律的には不十分でも，Gさんに日頃から「この人に死に水をとって欲しい」と言われる程ほど長いおつきあいがある友人がいれば，区役所の担当者や民生委員と連名で署名してもらい，記録を残しておくというやり方もあるはずです。これがAIにはできない血の通った対応，いやプログラムさえしておけばAIの方が上手に対応できたりして。前の章の第3回事例検討会の考察で，「あなたも3年目になったのだから事例検討でもやってみる？」では指導者が研究者に対して説明責任を果たしていないと書きましたが，そもそも，その説明は「誰のための，何を目的にした説明」なのか。病院で行われている説明の中には，「説明のための説明，訴訟に備えた証拠作り」と揶揄したくなるものも少なくないような気がします。でもこのような失礼な状況に置かれても，Gさん本人は，あっけらかんとした表情で他人ごとのような顔をしているので，さすがのSさんも苛つくことがあるそうです。きっと，あまりにも同じようなことが繰り返されて，Gさんはいちいち腹を立てていても仕方がないと諦めの境地に達していたのでしょう。

　Sさんの勤務地は新潟港に程近い，かつての港湾労働者や職人さんと，その人達を相手に商売をしていた人達が多く居住する，昭和の町並みが残る地域です。かつては路地裏を子ども達が乗り回す三輪車を多く見かけましたが，今やリュックを背負った高齢婦人のシルバー

カーが行き交います。Sさんは，この地域で葬儀スタイルや費用の支払方法について，クライエントと対話に基づく契約を結び，実績を上げている民間の葬祭業者「K会館」の取り組みを紹介してくれました。K会館の「小さなお葬式」は，NHKでも取り上げられたことがあり，そのHPには担当スタッフ達の心温まるメッセージが書かれています。24時間対応のコールセンターでは，「今は新潟でひとり暮らしをしているが，秋田にお兄さんの家族が住んでいるので，葬儀一切は秋田で執り行いたい」と希望するクライエントがいれば秋田の業者と連携し，僧侶の派遣や葬儀の料金が心配なクライエントには，定額料金や前割などの提案をしてくれるそうです。主治医やMSW側が，てっきり患者さんの加齢と死についてご家族の受容が停滞していると考えていた方達に，ただ単純に，もしもの時には何から手をつけて良いのか見当がつかなかっただけです，と言われることは，葬儀の経験が乏しい核家族が高齢化を迎えた現代では珍しいことではないのです。

　死亡診断書の発行と受付，ご遺体の引き取り，火葬と墓地埋葬など葬儀は官民が一体になり対応する，その人の人生を締めくくる大切な手続きです。K会館の取り組みは「多死社会」といわれる現代にふさわしい，行政の新たなモデル事業と考えてもよい水準だと思いました。私に言わせれば，血液疾患の治療に習熟した医療スタッフより，K会館の葬祭スタッフに軍配をあげたくなります。結局，職種や専門性より大切なのは，当事者の声に耳を傾けその切実さを知ろうとする姿勢なのだと痛感しました。

　※ここまでの検討会で，バロック音楽の通奏低音のように鳴り響く「退院支援では意思決定支援の充実が大切である」という我々の見解をまとめ，私はまず2018年9月に「対人援助学会　第23回定期研究会（京都）」で120分のワークショップを行ない，参加者達に意見をうかがいました。その2カ月後に「対人援助学会　第10回大会（京都）」の企画ワークショップで，「支援者は，最終的な到達点をクライエントとともに見据える必要があり，先入観や不適切な世の中の空気（患者さん目線とは言えない偏ったエビデンスの運用，過剰な功利主義，障

害や認知症のある患者さんとその家族に対する差別的な言動）に注意したい」と結論づけました。

　「対人援助学会」の定期研究会と年次大会は，医療・介護・福祉系以外の，心理・ジェンダー・法律・教育・宗教など，多岐に亘る分野の大学院生や熱心な研究者達が参加する会です。医学系の学会と違う緊張もしますし準備はそれなりに大変で，私のように面の皮が厚く心臓に毛が生えているようなものでも直前は胃痙攣を起こすことがあります。でもこういう学術活動に対する努力を怠ると，普段の事例検討会はアルアル報告会（こんな困った患者いたよね，いるいる。どうしようもないよね，ないない）から専門職のピアサポート状態に成り果てます。無能な専門職は，有能な一般人と異なり，個人や社会に対し害を及ぼすことを忘れてはいけません。クライエントへの敬意などは微塵も感じらない研究会や懇親会は，時に集団躁状態と化すことがあり，そのままカーニバルの躁状態が続くと大変なことになりそうな予感がする時は，会の主催者に責任を持って軌道修正することを促すコメントを残し，満面の笑みを浮かべつつ手を振りながら，私はその場を退くことにしています。そんなコメントをした私への案内は，二度と来ません。

第6回事例検討「死んでも良いので食べたい，飲みたい」糖尿病の男性

　新潟市地域包括支援センターＡの社会福祉士で精神保健福祉士Ｋさんが，「死んでも良いので少しは好きなものを食べ，仲間や家族とお酒も飲みたい」と，つい主治医や看護師さんに口走ってしまうので，いつまで経っても退院の目処が立たない60代の男性糖尿病患者Ｈさんについて報告しました。Ｈさんの言葉，「少しは」と「仲間や家族と」に注目して下さい。内科医で文学博士，倫理学者でもあるリタ・シャロンは，医療者には物語能力（ナラティブ・コンピテンス）が求められ，この能力は患者の「病の物語」を認識し，吸収し，解釈し，それに心動かされて行動するために必要である[36]と述べています。病院では，Ｈさんの家族に対する退院前指導を試みたようですが，一番身近

な存在である90代のお母さんに，Hさんが退院してからの食事や運動について行き届いた配慮を求めるのは現実的ではありません。物語能力が低い医療者の中には，患者さんの「死んでも良いので」で始まる発言を「大げさ」だと端から取り合わず，アドヒアランス（患者や家族が治療方針に賛同し，積極的に治療に取り組む能力）が低いと批判するものがいます。アドヒアランスには，もともと「相互理解の成立」という大前提がありますが，仮に相手の理解が得られたとしても，実現が難しい提案しかなされていない場合，問題が解決しない責任は提案者とクライエントのどちらにあるのでしょう。たまたま訪れた自動車のディーラーで，最高の機能を持つ500万円のスポーツカーを紹介され，購入を躊躇している車好きのご夫妻を「アドヒアランスが低い客」とは言いません。接客担当者は，お客さん夫妻の愛車にまつわる思い出話を聞き，予想以上に会話は弾みました。「時間のあるときに，また気軽にお立ち寄り下さい。今度は別の車（ご夫妻の予算やガレージのスペース，車の用途に見合った）をご紹介させて下さい」とにこやかに名刺を渡し，お客さん夫妻を見送るのが優れた営業マンです。そう，患者さんや家族の「死んでも良いので」，「少しは」，「仲間や家族と」といった言葉の行間にただよう，その方たちにとって大切な意味に気付き，理解して，行動に移す力こそが「物語能力（ナラティブ・コンピテンス）」なのです。

　最近になり，生命維持に必要な「栄養摂取」と「口から食べる楽しみ」を両立することについていろいろな立場の方が言及される機会が増えてきました。ここで改めて「死んでも良いので少しは好きなモノを食べ，仲間と酒を飲みたい」というHさんの言葉が意味するところを考えてみましょう。「死んでも良いので少しは好きなものを食べ，仲間や家族とお酒も飲みたい」と言うHさんは，「他の誰かに迷惑をかけても良いので，好きなだけ食べて飲んで，死んだらお前達のせいだ」と言っているのでありません。一部の例外を除き，現代の医学では人間の「生命（ライフ）」を単一の概念で捉えています。古代ギリシャまで遡ると，「生命」は病気や怪我の治療を受ける「生物学的な誕生と死から逃れられない一度きりの個々の生命（ビオス）」と，「食べ飲むこ

とができないときに損なわれてゆく，生命以前の無から死以降をも含む根源的な生命全体（ゾーエー）」，および「心や魂（プシケー）」という 3 つの概念に分かれます。思想を深めるべきは，概念であり言葉の歴史などではなく，概念の不連続点こそが探求されるべき課題となります。ギリシャ哲学研究者の廣野が整理記述した神話学者ケレーニーや精神医学者木村が提唱する生命の概念 37) を問い直すことは，病者への「全人的支援」とは何かを考える上で重要な鍵になると考えます。ちなみに，木村やケレーニー以外に，ジョルジュ・アガンベンのようにビオスとゾーエーを，社会性や政治性を持つ生命と，生命それ自体と定義づける解釈 38) もあります。H さんのゾーエーの叫びは，年齢が近い私には，他人事と思えません。そして，この叫びは医療者の「疾病説明」と患者の「病の語り」の共約不可能性（どこまで行っても混じり合わない）とも通底し合うものです。

　ところで話は変わりますが，いまだに医療者の間で「疾病や死は敗北であり，良し悪しはない」という考え方が主導的であることは，否定できない事実です。現実に，何らかのアクシデントが起これば，法律的な問題に発展する前に世間の批判にさらされて「炎上」することもあります。さらに，裁判に発展すれば医療者や介護者の行為が善意と熱意に基づくものであっても法律上の「免責」はありません。互いに予見不可能なインシデント程度の事象でも（例：認知症がある高齢者が，つい不用意に立ち上がり膝くずれをしたが，幸い外傷はなかった）家族への報告は「状況の的確な説明」ではなく，「真に申し訳ありません」という謝罪から始まります。「裏付けや記録がないことは口にしない」という医療や介護に携わる人たちの鉄則と，「できることを全てしたか」と問う職業上の習慣が，自分と仲間たちを不利な状況に追い込むことがあります。嚥下機能が低下している患者さんの誤嚥や窒息事故，患者さんが希望したとされる人工透析の中止など，記憶に新しい案件が頭に浮かびます。事前に行なわれていた「説明と同意」の濃淡もありますし，説明を受けた側の理解や感受性の程度も異なります。予見困難な過失か，未必の故意なのかと改めて問われ，その時の状況や意図を科学的な根拠とともに正確に述べることなど不可能です

し，忙しい日々の業務から偶然に生じた事象ならば，その答えはさらに揺れ動きます。また患者さんやご家族側からみれば，普段の生活で馴染みのない沢山の情報を一度に聞かされ，専門用語を書き連ねた承諾書や同意書に署名・押印を求められる現状にも大いに問題があります。事前にオンラインで取得できる「厚生労働省版」や「○県版」の統一された検査や手術の説明用紙はなく，クライエント側に迅速かつ適切に承諾・同意する意思があってもその書式はさまざまです。他者に対して善意に基づいて行動することを業務にする人たちを保護する法律（善きサマリア人の法）や，不測の事態に対する心の支援を充実させる必要があります。極めて緊急度・重症度が高い脳血管障害や急性心筋梗塞などに対応するスタッフはなおさらだと思います。

第7回事例検討会「ACP と ICF」に基づく退院支援

　私が担当したIさんは，T県の基幹病院で看護部の重職を勤めながら，自宅でご主人と妹さんを看取りました。ベテランの看護師Iさんでも，家で介護をすれば「配偶者や姉による家族介護」に変わりはありません。Iさんの介護の甲斐も無く，ご主人は長い間病魔に苦しみながら他界されたそうです。一方，たまたま受けた健康診断で進行期の癌が見つかった妹さんの方は，緩和ケアを中心にした治療を受け，短いながらも穏やかな最期の日々を過ごしたそうです。その後も，雪深いT県で独り暮らしを続けるIさんを心配した息子さんは，足繁く訪問してIさんがご自分の終末観とその最期に向けた具体的な手続きを文章化することを手伝い，一冊の「エンディングノート」を完成させました。その後，Iさんは，息子さんの自宅近くの有料施設に入居することを決心し，慣れ親しんだT県の住居を処分して息子さん宅で仮住まいを始めました。

　息子さんの家族に負担をかけたくないIさんが，自分で部屋の片付けをしている最中に腰椎を骨折し，私の勤務していた病院へ搬送されて来ました。Iさんの回復はとても順調で，腰椎骨折の定型的治療計画（クリニカル・パス）より早いタイミングで私が担当する回復期リハビリテーション病棟に移動してきました。神経麻痺の無い高齢者の

腰椎骨折なら，点滴や痛み止めの内服を使いながら最初の１〜２週間を急性期病棟で過ごし，単純レントゲンや MRI（骨折が比較的，新しいものか否かを判定する検査で，想定外の化膿性脊椎炎や転移性骨腫瘍などが判明することもあり有用な検査です）などの画像検査と骨密度測定（骨粗鬆症の程度から，つぎの骨折を予測する手立てになります）を行い，コルセットを作成します。回復期リハビリテーション病棟に移動すると，一日は起床時の着替えや排泄に始まり，日中の入浴，夕食後の着替えまで病棟生活全体を在宅復帰に向けたリハビリテーション中心にシフトして，早い人で１カ月弱，時間がかかる方でも２カ月程度で患者さんの 70％以上が自宅へ退院します。転入時のインフォームド・コンセントで息子さんから，「母のエンディングノートを提出しましょうか」と申し出ていただきましたが，腰椎骨折の経過が極めて順調で合併症もないので私は「その必要はありません」とお答えしました。

　私は，昔病院で仕事をしていた患者さんが入院されると，それが医師や看護師以外の職種の方でも，「同業の大先輩なので，皆さん敬意を持って対応して下さい」とスタッフに伝えます。でも間髪を入れず，「他の患者さんを差別するようなことはできません」という言葉が返って来ることがあり，この貧しい精神性に私は悲しい気分になります。美味しい料理と清潔な調度，あらゆる世代のお客さんに行き届いた接客をするレストランで，あなたの大切な家族の誕生日を祝う夕餉のひととき。レストランの若いスタッフから予想外の「ハッピー・バースデイ」の歌声，居合わせたお客さんからはパチパチと拍手のプレゼント。そして思い出とともに，次回の予約と多めのチップを残し誕生日は幕を閉じる。たとえ病院や介護事業所でも，「接遇」に関することは単にルールを守るだけでなく，見知らぬ相手でも互いを尊重し合う全員参加の「進取の気性」（豊かな精神性）によって洗練され，磨かれてゆくものだと思います。

　Ｉさんは，自分は順調に回復しているので，リハビリ病棟で検査を受ける必要は無いと言い，食事やリハビリはマイペースで進めます。それでも離床は予想より早く進んでいましたし，Ｉさんの指摘はあなが

ち間違いではありませんので，私は間近に迫る有料施設に入所できる
まで，病院で過ごしてもらうつもりでいました。ある金曜の夕方，病
室で自主トレのスクワットを済ませた I さんが，病院の食事を残して
息子さんが差し入れてくれたお饅頭を食べていたところ，それでは済
ませられないスタッフに急遽呼び出された息子さんは，「I さんがベ
テランの看護師だったことは承知しているが，病院の食事を食べない
なら週明けに主治医と相談して消化器の精査を受けるように」と言い
渡されました。小さなお子さんを「あまり言うことを聞かないと，病
院で注射を打ってもらいますよ」と叱責するお母さんのように，医療
行為を親に従わせる手段にしていると本当に必要なときに大変なこと
になる，とぼやいていた同僚の小児科医を思い出します。I さん親子
は病室でちょっと相談し，主治医に会うまで返事は保留させて欲しい
と答え，月曜の朝に退院を決め，昼前には「長い間（2 週間ほどです
が）お世話になりました。これからも，何かあったらよろしくお願い
します」と丁寧にご挨拶をされ，I さんは息子さん宅に退院されまし
た。その日の夕方，別のスタッフから，金曜の夜に病棟スタッフから
行なわれた説明について聞いた私は呆気にとられ，カラスの鳴く声で
我に返りました。カラスの声は「C'est triste.」（何か，悲しいわ）と聞
こえました。火曜日の朝，かかりつけ医から「これからも I さんのこ
とで，貴院にお世話になることがあると思いますが，くれぐれも患者
さんと息子さんの言葉には耳を傾けて下さい」と記された丁寧な抗議
の手紙を頂戴しました。I さんは，すぐに有料施設に入所されたそう
です。

　近年，退院支援は「国際生活機能分類（ICF；International Classifi-
cation of Functioning, Disability and Health）」[39] に依拠することが望
ましいと言われるようになり，「寝たきり防止と在宅復帰」を最重要
課題に掲げる回復期リハビリテーション病棟協会では，それをテーマ
に先進的な研修会が行われています。そこに ACP アドバンス・ケア・
プランニング '人生会議 '（命名した聖隷浜松病院の看護師 須藤麻友さ
んは Advance care planning は日本語としては馴染みが薄く，'人生会
議 'なら家族の中で何度でも話せるイメージがあると考えたそうです。

抜群のセンスですね）の視点が加われば，退院支援はクライエント中心の，より洗練されたものになるでしょう。ですが現実には，「医師の指示の下にコメディカルは行動する」という朽ち果てた墓標がこれに立ちはだかり，退院支援チームは思考停止状態に陥ることがあります。「朽ち果てた墓標」とは，在っても役に立たないかジャマになるだけで，なかなか無くならないモノと言う意味です。

　ICFにACPが加わって良かったね，と思っていると何かの拍子に思考停止に陥る。それは一体，どういうことを意味するのでしょう。私自身が，臨床の現場で幾度となく経験した例を挙げます。在宅で誤嚥しながらも家族の介助で少しずつ季節の食べ物に口をつけ，至福の瞬間を感じるターミナル期の患者さんがいます。例えば，果実の一切れを咀嚼嚥下するのではなく，チュッと口づけてこころから味わうレディがいれば，奥さん手作りの塩辛をペロリとなめ，ゲホンとむせつつ，返すペロリで晩酌をするダンディがいる。家族の暖かな愛にあふれる物語です。一方，吸引の機材を備えた医療機関でその手技に習熟した専門職が，意識レベルはまあまあで「これは食べ物である」と認識はできるが，咀嚼嚥下機能が低下した患者さんの経口摂取を一切禁止する。そして，病状と誤嚥・窒息のリスクも良く理解したご家族が，調子が良い日に食べさせて欲しいと持参してくれた水ようかんやゼリーは冷蔵庫の中に貯まってゆくだけ。こちらは，何かとても冷たいものを感じてしまう物語です。

　確かに「末期の水」も誤嚥や窒息の原因になると言うならば，医学的に最も有効な防止策はそれを禁止することでしょう。「患者さんや家族の意向を聞きながら，体調と覚醒が良い日を選び，皆で経口摂取の維持を図ろう」という本来の医師の指示は，「それで本当によろしいのですね」と繰り返される確認を経て，やがて「経口摂取は全面的に禁止」に変わり果てます。私の経験によれば，スタッフに指示内容を繰り返し確認される時は，「そんな指示は撤回して欲しい」と思われていることがほとんどです。この場合に指示を出しているのは医師と言えるのでしょうか。多職種協働に意義を感じているならば，せめて指示を撤回して欲しい理由や根拠をカンファレンスの議題にして，みんな

で一緒に考えようではありませんか。

　私は医学部の学生時代，ムンテラという言葉はドイツ語のMundtherapie に由来し，「説得や暗示」という意味以外に，「言い含める，だます」というニュアンスがあり，実は健康な若い女性に対して用いることがあると外科系の教授に習いました。とても Netter なProfessor ですが真偽のほどは定かではありません。そして今や，インフォームド・コンセント（Informed consent），インフォームド・チョイス（Informed choice）を経てシェアード・デシジョン・メーキング（Shared decision making）となり，医療選択はクライエントの主体性を尊重した対話を経てなされることが望ましいと言われています。すなわち，クライエントが十分に理解できる言葉で，偏りがない複数の選択肢を提示し，最終的な決定は医師が単独で行うのではなく，クライエントも参加するチーム全体で行いクライエント側の妥協や，許容できる範囲内なら結論の先延ばしもあり得ると私は理解しています。

　我が国に ICF を導入した上田[40] が注意を喚起したように，ICF は本来，「分析・ふるい分けの作業」だけではなく，何度か訪れるすり合わせの機会で解釈・再統合というプロセスを経て「過剰還元」の危険性を脱します。「還元」とは，基礎（基底）にある階層の（単純な）法則をもとにして，より高位の階層にある（複雑な）現象を説明するという考え方です。例えば「時」とは何かという問いに対し，時計の文字盤，時間・分・秒を示す針，それを動かすムーブメントを詳細に検証すれば，時計のことがおぼろげながら把握できても，「時」そのものを詳らかにできるわけではありません。時計に刻まれる他覚的な時間（ギリシャ神話のクロノス）でさえ，その時の心の有り様によっては自覚的に長くも短くも感じます（カイロス）。そして「時」には季節や時代（ホーラ，アイオーン）という区分もありますね。これらのことを総合的に勘案して，「時とはそういうものだったのか」と何となく納得するのが無理のない解釈です。何を言いたいのかというと，ある患者さんの ICF における「心身機能・構造（病状や基本動作）」を詳細に評価すれば，その人にふさわしい「活動」や「参加」が決まってくるので，最善の退院支援の方針は医療者の評価や見解からおのずと決定さ

れるという考えは，いくら何でも言い過ぎということです。ICF の解釈では，「相対的独立性」を「相互依存性」とバランス良くあんばいする（ある命題から別の命題が自動的に決まるわけではないが，ある程度影響を受ける）ことが大切であるとも上田は言っています。

　デカルトは『方法序説』[41] の中で，理性を正しく用いるための 4 つの規則を確立しました。私はそれを，①明らかに真である対象を受け，②検討する命題は必要かつ適切な小部分に分割して吟味し，③思考は順序に従って導き，④最後に全体を見渡して何も見落としていなかった，と確信することだと理解しました。ICF を退院支援に運用する時は，客観的で再現性のある検査データを評価の根拠とする場合でも，この②以降のプロセスに注意を払う必要があると強調したいのです。俯瞰的なまなざしでクライエントの全体を見渡して，見落としや思い込みを排除し，仕上げに⑤「これで良いですね」とクライエントや仲間たちに確認する作業も必須です。このデカルト変法とも言える「⑤確認作業」は，同業者から「医師としての威厳や貫禄がない」と指摘される水準に高めるまで血の出るような修練が必要でした。でもその修練の結果，駅や空港で見知らぬお年寄りや幼児，外国人から気軽に道を尋ねられるという変化を私にもたらしました。

　ユング派の心理学者グッケンビュール・クレイグの名著『老愚者考』[42] から，長くなりますが 2 カ所，引用します。「魂的（非合理的ではあるが得心のいく，価値あることと私は理解しています）なものに関する陳述を，数学的基準によって判定できると信じている人だけが，哲学内部や哲学と行為との間にある矛盾に憤慨します。もちろんそのような矛盾は，日和見主義と精神病質的不道徳の，良心の欠如と無関心の徴候であり得ます。しかし，たいていはそうではありません。矛盾は互いに補完し合う神話を含んでいるのです。矛盾がないと，病理学的一面性の疑いがあります。矛盾のない人には用心すべきです」そして（魂的な）老人には，経験が知恵を保証しないことは苦々しく思え，「ユングの『老賢者（老いて賢し，と言う元型のイメージ）』は一面的で有害である。…（中略）…防衛的に不安（老いてますます愚かになる自己への不安）を緩和しようとしているからである」

　私自身の経験から申し上げれば，あなたが誰かの幸せのために真剣に学ぼうと努力しているとき，その学びに難癖をつける人がいたら，学ぶべきところは学び，違和感を憶えるところは聞き流し，許せないことには怒った方が良いと思います。それでも許せないときはその怨みをバネにしてさらに頑張りましょう。ニーチェみたいですが。

第8回事例検討会　高度急性期病院から転院，退院させる支援に難渋した症例

　高度急性期病棟を有する新潟県のN基幹病院からS相談員とT作業療法士が報告してくれました。若い男性患者のJさんはてんかんの既往があり，脳出血を発症してから約半年に及ぶ急性期と回復期リハビリテーション治療を終え，自宅へ退院してわずか2週間で「てんかん発作」が重積し，N基幹病院に入院しました。今回のてんかん発作の治療も難渋しましたが，その病状と大きく解離したご両親の希望を叶える転院先が見つからないまま，在院日数は5カ月を超えました。ご両親は，息子さんには早く良くなって欲しいという気持ちがある反面，「病状から見て，退院しても社会復帰には相当時間がかかると思うので，N基幹病院に入院している方が周囲の理解を得やすい」という思いがあったようです。病床機能が細分化された現代では，高度急性期病棟を有する基幹病院での入院期間5カ月は，世の中の時間で言えば5年くらいに相当すると言っても大げさではありません。この入院期間の長さだけからでも，主治医や病棟スタッフ，MSW，セラピストの間にさまざまな葛藤を生みます。S相談員とT作業療法士が幾度となく病室を訪れても，Jさんは黙したままカタツムリのように布団をかぶり，その意向を伺い知ることはできません。

　ご両親のリハビリテーションに対する期待は膨らむ一方でしたが，回復期リハビリテーション病棟の対象疾患（てんかんは対象外疾患）と発症してからの時期（発症から2カ月未満）の条件から外れるJさんのリハビリテーション専門病院への転院は難しく，仮に自宅退院をしても制度の範囲内でご両親のニーズに応えられる介護事業所を探すことは困難を極めました。一方でN基幹病院での長期入院を希望しな

がら，転院や退院に向けて事態が進展していないことに業を煮やした
Ｊさんのご両親から，特定のスタッフに対する攻撃的な発言が見られ
るようになりました。このような家族情報を秘匿したまま転院や退院
の調整を進めると，先方との関係が悪化し，治療とケアを受ける患者
さんにとっても不利益になることが予想されます。事例検討会でのＳ
相談員とＴ作業療法士のプレゼンテーションは，微に入り細をうがつ
内容で，とても多忙な高度急性期病院での，ふたりの仕事ぶりがよく
分かりました。病室で患者さんの話を聞き，「気がつくと数時間経って
いる」こともあるというＳ相談員と，「ご家族に会うため，偶然を装っ
て病院の駐車場で待ち伏せるのも作戦です」と明かしてくれたＴ作業
療法士は，本当にクライエントの利益を第一に考えて仕事以上の働き
かけをしていたと思いました。事例検討会を終え，30 分ほど後片付け
をして駐車場に向かう私が目にとめたのは，小雨の中，路上に立ち尽
くすそのＳ相談員とＴ作業療法士の姿でした。Ｊさんの気持ちを参加
者に伝え切れたのだろうか，自分たちのアプローチに不足していたの
は何だったのだろう。布団を被って沈黙を守っていたＪさんや，攻撃
的な言動を周囲に向けたご両親の本心は最後まで知ることはできなか
った。本当は，一番そんなことをしたくなかったのはご本人達だった
のかもしれません。語られない言葉はしばしば最も雄弁です。

　気になるケースはまずしっかりと記録を残し，途中経過でも良いの
で仲間内で何が気になっているのか話して見る。その上で，みんなの
意見を聞き，そして本当の結末が明らかになってもしばらく頭を冷や
し，もう一度書き留めてみる。もっと早く退院させるべきだったという
のは簡単です。ひょっとすると，Ｓ相談員とＴ作業療法士は聴き過ぎ
て働きかけ過ぎていたのかもしれません。デカルトが述べた通り，事
例検討にはこの最後に全体を見渡すプロセスが必須になります。人が，
如何なる場合も自分と共にあり，生涯変わらぬものと信じて疑わない
アイデンティティ（Identity；自己同一性）は，社会や家族との関係が
あって，はじめて成立しているのかもしれません。その関係が，病気
や怪我によって大きく崩れた人に対し，我々はどのような支援を行う
べきなのでしょう。ある朝，姿を変えた主人公グレゴール・ザムザと

その周囲の人間模様を描いた実存主義文学の名作『変身』[38] は，その解答を提出しないまま物語を終えました。おそらく，カフカは私やあなたの知性を信じたのでしょう。

2019 年度年次大会

主題は「介護福祉と退院支援」です。

話は相前後しますが，2019 年 5 月に開催した当研究会の年次大会で，主題「介護福祉と退院支援」について，神奈川県立保健福祉大学の臼井正樹教授に「介護福祉を巡る断章」という題で特別講演をお願いしました。意思決定の場であり，それ自体が決定の根拠でもある患者さんと家族の「生活」に，最も近いところにある介護福祉について学んでみようと思い立ったのが主題決定の理由です。アンソニー・ギデンスの「親密圏」[44] および，ユルゲン・ハーバーマスの「公共圏」[45] という概念から，臼井教授が提唱されている ICF の「参加」を家族の生活（親密圏）への復帰と，仕事や社会活動の枠組み（公共圏）への参加として再構築する試みは，退院支援を退院後の生活を内面からも支える，継続性のある力強いものに変える可能性があります。さらに，新潟県社会福祉士会の小山弓子世話人と，県介護福祉士会の樋口美和子介護福祉士が，新潟における各職の実践報告を交えてシンポジウムを行いました。

介護福祉士は 1987 年に認定試験が開始された「社会福祉士および介護福祉士法」を根拠とする国家資格です。公益社団法人日本介護福祉士会によれば，「その業務内容は，排泄や移乗，入浴などの身体介助のみならず，利用者の生活全般に関わりながら，評価と情報収集を行ない，利用者と家族にどのような課題やニーズがあるか発見した上で，QOL を高める介護方法を見いだしてゆくこと」にあります。介護福祉士の業務に対し最も理解が遅れているのが医療機関で，介護福祉士の別称である「ケア・ワーカー」より，昔から呼び慣れているからと「看護助手」あるいは単に「助手さん」や「ケアさん」と呼んでいる病院は今も少なくありません。問題は呼称にとどまらず，医師や看護師と同じカルテへの記載や多職種カンファレンスへの参加を認めない，つまり多職種協働の一翼を担わせていない病院もある現状です。

さらに国家資格の取得を目前にした状態で，人件費を抑制するためなのか，受験人数を調整している施設さえあると言われています。「病院には，医師や看護師以外にも社会福祉士など多職種協働や退院支援に関わる専門職が大勢いる。介護福祉士やケア・ワーカー（資格取得には至っていないスタッフも含みます）は，長い間日々の身体介護を主な業務にしてきたのだから」と言われても，その屁理屈には権威主義の悪臭がただよい過ぎて同意できません。このような環境では，資格取得後も資質の向上や最新の技術・知識の獲得を目指したいと望む志が高い人たちに，学びの機会とそれに必要な経費や時間の支援が充分なされるとは思えません。2018年には160万人を超えた介護福祉士のうち，「日本介護福祉士会会員」として登録している人数は5万人前後という実態を聞き，年次大会の参加者たちは，入退院支援どころか人生の最終的な到達点までを視野に入れて働き学ぶ我らの仲間，介護福祉士が置かれている厳しい現状をよく知るべき時期が来ていると痛感しました。

　最後に全員で行った対話の中で，同僚やクライエントとの「共視」[46]という関わり方を私が紹介したところ，後日何人かの参加者から問い合わせを頂きました。私はかつて，痛みを軽減するはずの骨折治療や人工関節手術のあとで，痛みが慢性重症化した方のリハビリテーションで，北山修の「共視」とやまだようこの「重ね語り」を応用した「ナラティヴ・アプローチ」[47]で一定の成果を得ました。その詳細は第3部の論文7で改めて述べます。

　ここで参加者から寄せられたアンケートの回答をご紹介します。

1.「活動報告」で不明な点やお気づきになったことはありますか
　①第6回定期事例検討会を担当されてシンポジストをされた社会福祉士小山さんの発表が気になりました。「死んでも良いので」という一節です。
　②臼井先生の講演の前に代表から「主題（介護福祉と退院支援）」を選んだ理由を聞くことで，その後の話の理解がしやすかった。

③設立から2年くらいで学会発表や講演，事例検討会を実践していること，年次大会も大変に実りある会だと感じます。

2．臼井正樹先生の「特別講演」から，貴方は何を学びましたか

①「同胞意識」や「親密圏」は保護すべき個人情報という先入観があった。この部分の拡大がケアにつながること，とても大切だと思いました。

②「考えること」「考え続けること」で仕事に深みがでる。今日の講演を聴かせてもらった上で，配布された臼井教授の最終講義テキストをじっくり読んで考えてみたい。

③「親密圏」と「公共圏」という考え方は，全く知りませんでした。なんとなく医療スタッフは患者様の親密圏に立ち入ってはいけないというふうに考えておりましたので，今回の講演で考え方を変えなくてはと思いました。実現不可能と分かっていても「100 mを9秒台で走りたいと考えている30代の方」の支援をすることも大切であるというお話は心に残りました。

④とても楽しかったです。これまでのICFの紹介は分かりづらくて。目からウロコでした。ありがとうございました。

⑤ICF概念図の修正案のところがケアプランを作成していく上でとても参考になりました。支援していく中ではまず「親密圏への参加」をクリアしてこそ「公共圏の参加」ができるようになる方も多くいると思います。クライエントと目標を立てていく中でよく考えて提案していきたいと思います。考えを整理するというICFの役割はとても納得できました。

⑦Careの本来の意味を考えたことはありませんでした。勉強になりました。全く専門外と思っていましたが，高齢化する日本において，介護が専門外の人はいないのだと感じました。最近よく耳にするジェンダーについての話もあり興味深かったです。「親密圏と公共圏」について最終講義のテキストでもう一度理解を深めます。

⑧「親密圏」というワードを初めて聞き，まだまだ全て理解できてはいませんが，自分なりの解釈が持てました。

⑨勉強不足でICFの概念図，「擬似的人為的な親密圏」や「公共圏」など初めて聞いた言語でしたが興味深く拝聴させて頂きました。

⑩対象者およびその家族ともっと「親密圏」に近接してゆきたいと思いました。又,「公共圏」とのバランスは注意が必要と思いました。

⑪ICFについて今までこのように深く考えたことはありませんでした。紹介してもらった本も，できれば一読したいとおもいます。最終講義のテキスト「対人援助と親密圏」も今日の講演をもとに読んでみます。大変ありがとうございました。

⑫「親密圏」について，対象者ひとりひとりの個別性について意識し考えようと思った。

⑬ICFの概念ははじめて知りました。多職種の知見を学び，喜びを感じました。

⑭親密圏と公共圏という人間関係の1つの視点から，老人ホームでの虐待など少し整理して考えることができそうな気がしました。

⑮ICFの図は福祉用具プランナーの講義があります。アセスメントアクトの使用でも意識しているのですが新しい考え方として参考にさせていただきます。

⑯理解するのはなかなか難しい内容でした，具体的に話をして下さった所はよく理解できました。

⑰私はICF的考え方が苦手でした。ですが講演を聞き「なるほど」と思いました。

⑱病院勤務から特養併設の職場に転職した直後から，高齢者を主人公に介護福祉士がケアする場面に触れ，心が動かされることが何度もあったが，その理由が言語化できなかった。臼井先生のおっしゃるような「親密圏を創りあげるような力」を感じ取れたから，心が動かされたのかもしれないと思った。そういった言葉にできないすごいことをやっている介護福祉の価値をもっと拡げる機会があればいいのに。臼井先生ありがとうございました。

3．シンポジウム，対話の時間から学んだこともお聞かせ下さい

①言葉を定義することがいざという場で役に立つと思っていませんでした。考えることは面白く「考え方」や「気持ち」の面でよい栄養になりました。

②介護の現場等の話を聞けて良かったです。在宅生活において介護職の力が必要だということを介護福祉士自身が理解してもらいたいと思います。

③さまざまな立場の方が自由に意見を出し合う，とてもいい学びの場だったと思います。

④活きる意欲をもっていただく為に否定せず意向をかなえていけるよう，自分だけで判断せず，研修会でアンテナを張って，チームで支援していきたいと思う。

⑤ICFなどの概念は深いですが，実際行われているケアは，リスクヘッジ主体となっていることがやはり問題かな？　と思いました。医師からの情報提供がそれを軽減できると良いなと思います。

⑥シンポジストの小山さんからもお話しがあったように介護福祉士の方がどのような仕事をしているのか，知っているようで知らなかったなぁと思いました，が，ACPの議論 etc. にも非常に重要な役割を担っていることを改めて考えました。

⑦「意思決定支援が重要」＝「決定までをつなぐことを支援する」

⑧どんな意見もゆったりと受け止め，対応する臼井先生の懐の深さや，迎合したり従順な態度をしたりせずに，個の意見を言える参加者の方々と，意見を受け止め発展させるシンポジストの方々，そこに居るみんなの醸し出す雰囲気が面白かった。

⑨シンポジウムでは介護の一幕を垣間見ることができたうえ，「生きる」とは？　と改めて考えるきっかけになりました。私も装具使用者が「自分らしい」生活を送れるように義肢装具士として活動していますが，装具だけに目を向けず，使用者とその環境にも十分目を向けなければ身体・生活に適合した装具を製作できないと再確認できました。

4．その他，当研究会へのアドバイスをお願いいたします

　①日頃はこのような学術的な会へ参加することは余りないので勉強
　　になりました。

　②とても面白い会だと思いました。

　③町中でなく郊外にある定員30人くらいの単独型のデイサービス
　　の看護師や介護福祉士の話を聞いてみたいなと思いました。

　④私は銀行に勤めています。この度はお声をかけて頂き，大変あり
　　がとうございました。祖母が，介護が必要な年齢のため，重ねな
　　がら話を聞くことができました。

　⑤退院支援をした成功事例を聴ける機会をもてたらと思います。今
　　度は事例検討会にも参加してみたいです。ぜひお誘いいただけれ
　　ばと思います。

　※準備段階では2019年度年次大会の主題は「退院支援と介護福祉」
であったが，新潟県介護福祉士会の担当者やシンポジストの樋口美和
子さんのお話を聞き，「介護福祉士」が置かれている現状の厳しさを知
り，年次大会の宣伝用のポスターや当日会場に貼りだす横断幕の準備
でさまざまな人たちとやりとりしていたら，主題はいつの間にか「介
護福祉と退院支援」に変わっていた。「見えざる手」のなせる業であろ
うか。

　定期事例検討を重ねるうちに，「退院支援には意思決定支援が重
要である」ことに気付いたことは繰り返し述べた通りである。ならば，
そもそも何がクライエントや支援者をして意思させているのか，は
たと返答に詰まった。支援者側の専門職特有の認知パラダイムが，半
ば自動的にそれを促す可能性はある。支援を受けるクライエント側は，
家族や周囲との関係性や，その関係の中で共有している「価値観」な
どの影響も受けるだろう。さらに，クライエントがどうしても「譲れ
ないこと」も無視できない。つまり意思は決定や解決するのではなく，
いろいろな立場の人たちが互いに「譲れないこと」を尊重しつつ，現
実的な妥協を積み重ねると言った方が正確なのかもしれない。「譲れ
ないこと」と「現実的な妥協」のバランスによっては，家族生活の再開

が「親密圏への参加」，介護・福祉サービス職の支援下での社会への復帰が「公共圏での生活再開」，という単純な割り切り方ができなくなることもあるだろう。さらに，介護福祉が関わる領域となると親密圏と公共圏が重なり合う「中間領域（圏）」も重要である。「中間圏」の例を挙げるなら，買い物という目的を持って家族に付き添ってもらい，近所のコンビニへシルバーカーで出かけることや，予測可能な体調変動に備えつつ，家族や親しい知人と特定の意思や主張を掲げて車いすで市民運動に参加することなどを考えてもらいたい。それは一人称でも二人称でもない，まして三人称でもない一人称複数で中動態的 48) に実践されるという表現が適切かもしれない。「中動態」というのは，例えば「聞く（能動）」でも「聞かれる（受動）」でもない，「聞こえる」のように主語は必ずしも明確ではない状態を指す。介護をするでもされるでもない，生活の一場面で介護がおのずから存在している状態で時間が流れる。なぜならば，その人の言動やそこで用いる道具の存在だけでなく，その時間そのものが生活であるから。

　最後に，シンポジストの樋口美和子さんと小山弓子さんのお二人は，出前講座などで社会人や学生さん達にも「介護福祉士」，「社会福祉士」の業務を精力的に紹介してくれています。これからも新潟県の介護福祉士と社会福祉の皆さん頑張って一緒に勉強しましょう。

　第8回に話を戻します。
　S相談員とT作業療法士のプレゼンテーションは，社会資源の紹介を残し終了しました。Jさんが利用した社会資源の内容とご両親の見解はさておき，まずおふたりがクライエントとどれくらいの距離に身を置くことができたのか考えて見ましょう。プレゼンテーションをキレイにまとめ上げるには至らなかったものの，おふたりがクライエントと北山の『共視論』の言葉を借りれば，その時点ではおぼろげな退院後の生活という対象を，クライエントと共に目差して「情緒的・非言語的な関係を維持し（内的な交流）」，たとえわずかでも「言葉で思いを語りあう（外的な交流）」ことができた，という事実こそが重要だと私は考えます。テレンバッハ 49) は，根っから几帳面で志が高く仕事を

完遂させようと心掛ける傾向のある人は，何かに取り組むうちに気が
つけば生活空間が狭まり（自縛；インクルデンツ），生命的時間が停滞
して取り返しがつかない気分（負目；レマネンツ）に囚われ八方塞が
りになると著書『メランコリー』の中で述べています。内因性（エン
ドン）メランコリーとテレンバッハが定義づける方の特徴は，社会や
他者のためになる仕事を進んで選ぶことを美徳とする日本人には，程
度の差こそあれ親和性が高い気質でもあります。仕事に打ち込むあま
り，気がつけば何年も家族や友人と外食をしていなかった，支援者で
ある自分がクライエントがつらい思いをしているときに，のんきに家
族と美味しいものなど食べていたらクライエントに会わせる顔がない。
このように，もうひと頑張りすればもっと事態はよくなるはずだと自
分を叱咤激励し続けているあなたはかなり危険です。「退院支援などの
対人援助を行なう際の基本的な態度として，分からないことは徹底的
に，掘り下げられるだけ掘り下げてみることが大切で，そろそろ見極
めたかなと思うところまで掘り下げると，自分でも驚くような発見を
することがある」と申し上げた私ですが，自分の向上ではなくクライ
エントの利益のために目指すのは，「より良い支援」ではなく，「ちょ
うど良い支援」なのかもしれません。幼子を抱き母のような気持ちで
語りかけるくらいの感じです。ピンときた方もいると思いますが，「ち
ょうど良い」は英語で言えば完璧な正解を目指す just right や perfect
ではなく，ウイニーコットの「抱え込むような（good enough）」50) 辺
りの感じでしょうか。「いろいろ選択肢はあると思うけど，今回はこの
辺で良いじゃないの？」ですね。

　ちょうど良い支援（good enough support）について，少し模式図
的なイメージで解説します。手元に紙を用意して下さい。直交座標系
で水平のX軸を「非合理なことも含む周囲との関係性」，垂直方向のY
軸を「合理的なアセスメント」，とします。退院支援を行う場合，Xお
よびY各々の軸と等角をなす45度の直線を目安にした矢印が私の言
う「ちょうど良い支援」です。誤解しないで欲しいのは，非合理的で
あることが無価値ではないと言う点です。「医療者元型」が強めの支
援者は，「検査データがどうの，CTがこうの」と垂直方向のY軸に寄

せるよう矢印を立ててアセスメント最優先でグイグイ行き，「介護者元型」が優位の人は「あちらの旦那さんは，満州から帰ってから裸一貫で云々」と水平のＸ軸に近づけてしまい，関係性に重きを置き過ぎて適切な対応のタイミングを逸する傾向があるような気がします。「元型（archetype）」[51] は，意識やその中心である自我に作用する，無意識の一部である集合的無意識のひとつで，ユングが提唱した「女性や精霊の元型アニマ」や「老賢者（スターウォーズのジェダイを思い出して下さい）」以外に，ユング派の元型心理学者クレイグの「治療者元型」[52] などがあります。例えば，最先端医療の研究者Ｚ教授の心の中には，我こそは世界中の人を癒そうと奮闘する「治療者元型」と，風邪をひいたら日頃は厳しめの奥さんから優しくしてもらいたい「患者元型」，腰を痛めた研究室の同僚が楽に休めるよう配慮する「介助者元型」が同居する，という具合に考えていただければ結構です。実は，退院支援をはじめとする対人援助全般で，この直交座標系で45度に向かうように矢印を自己修正することが案外難しく，支援者自身を苦しめる原因にもなります。そして時には，クライエントの状況や支援者の調整能力が許すなら，水平や直角にした方が良いときもあります。だからこそ，どちらに向いた方が良いか分からなくなった時に素直に「助けて」と言える仲間がいることはとても大切になります。

第９回事例検討会「心不全のある80代独居男性について」

　Ｍ病院で回復期リハビリテーション病棟の運営に携わるＳ看護師長とＯ医師が担当です。心不全が悪化して入退院を繰り返す，認知機能は悪くない高齢の男性Ｋさんの退院支援が今回のテーマです。Ｋさんは80代半ばですが，奥さんが他界されてからずっと独り暮らしを続け，食事や運動などの生活指導をこれまでも何度か受けていました。特に運動は，年間を通し相当なハイペースで雨の日も風の日も休まずに続けてこられたようです。今回の入院で味わった大変さは，「心不全が悪化すると，こんなに厳しい思いをするとは」と，むかし生死の境をさまよった急性心筋梗塞の時を思い起こさせるほど切羽詰まったものでした。このような外傷的な記憶に遭遇し，アラン・ヤング流に言

えば，「最初は子リスのように呆然と固まってしまった（freeze）K さ
んは，つぎに何とかしようと狐のように遁走（flee）しながら，いつ
しか狼のように病との戦い（fight）[53] へ駆り立てられ」思いきって生
活全般を見直すようになりました。そんなお父さんの姿を見れば，お
子さんたちの支援体制も大きく変わり，病棟スタッフによる「慢性心
不全を抱える K さんとご家族への退院前指導」は大成功を収めました。
しかしこのことは循環器内科医療としては成功したのかもしれません
が，患者さんに「より良い生活」をもたらす退院支援ができたのか検
証する必要があると S 師長と O 医師は思いました。それは，第 6 回で
検討した「死んでも良いので少しは好きなものを食べ，仲間や家族と
楽しく飲みたい」という H さんの思いにもつながる，人が愛してやま
ない食べ物（K さんは寿司，ラーメン，漬物，タラコの 4 品への拘り
がとても強かったそうです）の，K さんとご家族にとっての意味を問
い直し，もう少し互いに歩み寄る余地があったかもしれないと考えた
からです。今の時代，気軽にテイク・アウトできるようになった寿司
やラーメンは，品質が向上し，我々の生活にとって一層身近な食べ物
になっています。漬物やタラコは，日本中どこでもスーパーマーケッ
トに行けば，一年中手に入る副菜の代表格でしょう。でも K さんより
20 歳ほど年下の私が知る範囲でも，それらの食べ物を取り巻く「昭和
の事情」は現代と随分，異なっていました。

　新潟には「生寿司」と「日本蕎麦」という，考えてみれば少し妙な言
葉があります。昭和中期，庶民に馴染みのある寿司と言えば干瓢やピ
ンク色の鯛デンブと一緒に甘口のクルミ味噌を巻いた太巻きや，濃い
味付けのいなり寿司が一般的で，魚介類が豊富に獲れる新潟でも「生
寿司」はまさにハレの食べ物でした。K さん世代の方にとっては，回
転寿司やお弁当コーナーで目にするお寿司も，お子さんやお孫さん達
と違う食物に見えている可能性があります。そして新潟で使われる出
汁は煮干しが主流だったためか，関東風の蕎麦や関西風のうどんはあ
まり普及していませんでした。諸家の報告によれば，新潟市で昭和初
期に開業した中華料理店「H 軒」のあっさりした醤油味の鶏ガラ（丸
鶏かもしれません）スープのラーメンが，人口当りの店舗数が日本最

多と言われる新潟県のラーメンのルーツと言われています。新潟は寒い地域ですし，農業や漁業などに従事する人が多い土地柄には，「日本蕎麦」より安くて体力がつきそうな中華ソバの方が人気を博した可能性は高いと思います。ちなみに，ラーメンもまた準ハレの食べ物であったのだろうと，私が推測する個人的な逸話があります。昭和20年代の半ば，新潟大学の青年医師であった私の父と雪深い魚沼出身の看護師の母は初デートの映画鑑賞のあと，「H軒」でラーメンを食べました。今なら研修医と新人ナースが食べるフレンチかイタリアンと言ったところでしょうか。初めて口にするラーメンの感想を父に聞かれた母は，「あっという間だったので，もう一杯食べないとよく分からない」と言ってお代わりをしたと子どもの頃に「H軒」で食事をしながら両親から聞き，私と兄は納得した次第です。

　新潟の漬物は，夏場の茄子や胡瓜を素材にした多めに食べる即席の漬物と，冬場に不足する野菜を補うため保存を第一に考えた塩気が強い味噌漬けや野沢菜漬などに分けられます。どちらも，令和のものと比べると相当に大量の塩分が使われていたはずで，循環器内科のスタッフからすれば生活習慣病の患者さんには要注意食品の筆頭に挙げられるでしょう。最後のひと品，鱈子は，原料になるスケソウダラ（正しくはスケトウダラ）が一年で最も多く獲れる11月～1月頃が旬と言われ，その時期には艶やかで立派なタラコがデパートや高級乾物店のショーケースに並び，樽に入れて年末・年始のご進物にすることもありました。ちなみに辛子明太子（明太は朝鮮古語でスケソウダラを意味するとか）は，大学生の頃に九州出身の同級生から巨大果物「晩白柚」とともに頂戴したのが私の初体験でした。今やありがたいことに，タラコや明太子は年間を通して日本中どこでも手に入るようになりましたが，高尿酸血症の方は要注意とされます。保存技術や流通環境の進歩だけでなく，消費者の嗜好（お握りは国際化？に伴い，ツナ・マヨネーズ系の人気が鮭やタラコを抑えつつあるようです）の影響を受けながら，新たな食べ物の物語が生成されてゆきます。これからの食事や運動の指導は，相手の生活や価値観に合わせて柔軟に修正する必要があります。Kさんとそのご家族には，きっと3歳の私のお握りや，

両親のラーメンと同じように，忘れられない「家族の物語」があるはずです。巻き寿司を食べると，あの年の暮れは夕方まで働き詰めで，雪が降る中をようやく帰った部屋のぬくもりを思い出す。子ども達はまだ小さく，テレビからあの歌が聞こえていた。思いがけず沢山もらったボーナスで膨らんだ封筒を渡すと満面の笑みで，お父さん，ありがとうと言う，妻の目が潤んでいたな。

　人間には，そのような時間と空間を超えて記憶を呼び起こす，視・聴・味・触・嗅覚の根底を流れる「共通感覚（五感の統合態）」が備わっており，何かの拍子に私たちを過去や遠く離れた思い出の地に連れ戻します。Kさんのこだわった寿司・ラーメン・漬物・タラコという4つの食べ物の意味に思いを馳せるとき，「人生の残り時間を意識するようになると，人は過去にあった強く好ましい情動体験の再現を選択する」というローラ・カーステンセンの「社会情動的選択性理論（Socio-emotional selectivity theory）」[54,55]の妥当性が良く理解できます。私は次世代のS師長とO医師が，すでに次々世代のスタッフに対し，的確な医学的指導を行いながら前世代のクライエントに対する敬意を保ち，支援の水準をさらに高めようとしていることに対する純粋な喜びを感じました。そして非合理的かもしれないが，4つの食べ物から覗える何物にも代えがたい価値があるKさんの生活史に「戦慄を伴う驚愕（ヌミノーゼ）」[56]を禁じ得ませんでした。ちなみに，頭部の皮膚に不吉な666の痣がある男の子が巻き起こす恐怖を描いた『オーメン』（1976年，20世紀フォックス配給）というホラー映画がありましたが，オーメンはラテン語の「不吉な前兆（Omen）」で，その反語の「神霊的兆し（Numen）」からドイツ語の「ヌミノーゼ（神霊的；Numinöse）」という言葉が成立したそうです。

　かつて「国の社会保障費を削減するために，生活習慣病の管理は自己責任で行なうべきである」と言い放った政治家がいました。医療者がクライエントに対して行なう「指導」や「啓発」は，例えそれが合理的でクライエントの健康を願うものであったとしても，非合理的なことがその方たちにとってどれほど心の支えになっているのかという点を忘れてはならないと思います。退院支援はじめ対人援助の分野で

は，しばしば定量的な測定や，客観的な観察と再現が難しいものが重要な役割を果たします。「あの相談員とはウマが合うが，主治医はどうもムシが好かない」，これも支援や援助をスタートラインに乗せる大切なポイントになります。

　ところで，回復期リハビリテーション病棟は，もともと脳血管疾患治療の標準化を目的としていたこともあり，2000年に介護保険制度と同時にスタートした当初は中枢神経系疾患が主な対象でした。その後，疫学的なデータ通りに，高齢者の骨関節疾患の占める割合が増し，現在は中枢神経系が約4割，骨関節疾患が4割をやや超え，残りが内科疾患や外科開腹手術後の廃用症候群という結果[57]になりました。中枢神経系疾患と整形外科の運動器疾患の発生頻度は頭打ちで，回復期リハビリテーションに入棟する段階で，これらの疾患患者さんのクリニカル・パスにはほぼもれなくリハビリテーションが組み込まれています。これに対し，病因は明らかにされていませんが，肺炎および誤嚥性肺炎と，心不全悪化後の廃用症候群の頻度が徐々に増加する傾向にあります。でも高齢者に対し，「動かないので廃用症候群になったわけだから，今度は動けばよい」と単純に考えるのは危険で，O医師のように循環器内科医としての経験が豊富で，動いても苦しくないように基礎疾患を治療してくれるスキルを持つ医師が，さらに患者さんと家族大切な人生の物語を尊重しながらリハビリテーションを行なってくれるのは，とてもありがたいことだと思います。「回復期リハビリテーション病棟」と言うくらいですから，できれば入院のきっかけになった原疾患と生活が回復して，「こんなに良くなったら退院支援はいらないね」と言われながら，在宅復帰ができるのが，誰にとっても望ましいことなのです。

第10回事例検討会「高次脳機能障害のあの人は今？」

　第3回で登壇したK相談員とN医師が，高次脳機能障害の残存する脳卒中患者Eさんの在宅生活を振り返りました。この度，当研究会は退院支援を行ったクライエントの数年後の生活から，高次脳機能障害を持つ方の社会との接点を保つ支援について考えるという，つぎのス

テージに踏み出すことになります。

　Eさんが2年前に退院した先の自宅アパートは，残念ながらあっという間に「ゴミ屋敷」（これもあまり適切な言い方ではありませんね。過度に物を集めてしまう理由，片付けられない理由，捨てられない理由を究明するべきです）と化してしまいました。つまらない言い争いが原因で再び疎遠になってしまった80代のお父さんには，（生活）保護課の担当者経由で連絡がつき，ふたりでEさんの金銭管理を手伝ってくれることになりました。でもEさんは自分で管理する分のお金を雑誌や嗜好品の購入であっという間に使い切り，「何も自由がない」と騒いで，再び自傷他害を匂わせる発言をK相談員や周囲に向け始めました。Eさんには注意障害（何かの課題に集中し，多くの対象から目的の課題を的確に選択して，1つの行動から別の行動へ集中を変換でき，一度に2つ以上の課題に集中する能力）と脱抑制（何でもないようなことでも我慢がきかず，怒りやすくなる傾向が脱抑制）が目立ち，家事や定期的な通院・服薬だけでなく，周囲との円滑な関係性を維持できず，その理由が分からないEさんは，周囲との軋轢を深める一方です。自室で喫煙し，友人達と大騒ぎをして大家さんに何度も注意され，ついに自主退居する羽目になりました。次にEさんは，人の出入りは制限されますが，自室内の喫煙が許されている別のまかない付アパートに転居することになりました。しかし，ようやく通い始めたデイケアは，再三注意されても他の利用者の前で食事に対し大声で不満を言うため出入り禁止になり，障害サービスを利用して週5回通い始めた作業所は，心身のリハビリテーションや社会復帰への具体的準備と言うより，Eさんの居場所作りが主な目的になりました。

　その頃，Eさんは「出会い系」で知り合った女性と待ち合わせの約束を取り付けるところまでこぎ着けました。しかし，待ち合わせの場所に女性は現れず，朝まで待ちぼうけをくらったことがあったそうです。でもそんな頃，デイケアで知り合った年配の女性が身の回りや通院の手伝いをして下さるようになり，その女性に連れていってもらったスナックでほかのお客さん達と一緒に楽しい時間を過ごすことができました。このときのことは，Eさんにとって久々の良い思い出にな

ったようです。SNS で知り合った見知らぬ人に若者が危害を加えられる事件や，高齢者への特殊詐欺が後を絶ちません。人が病気のようにつらいことや将来への不安を感じても人が孤立感を覚えないで済む社会はいつ実現できるのでしょうか。阪神淡路地区や東日本を襲った大震災のあと，「心のケア」という言葉を耳にする機会が増えたことは良いことだと思います。でも，それは大災害や緊急の事態があったときに，専門家チームによって緊急で一時的に成されることではなく，普段から我々の社会を空気のように満たすものであって欲しいと願います。

　ここで，生命のやりとりをしていると言っても過言ではない高度救急医療の現場で，MSW の介入に影響を与える因子を科学的に検証した小島好子らの優れた研究は，注目に値するものであることを紹介させて頂きます。小島の所属機関で用いている SHR（Social high risk）シートと患者属性などをもとに，ロジスティック解析を行ない「入院7日以上・転院が必要・意思決定能力が低い・転倒」の4項目が救急医療で MSW が介入を求められる因子になるという結論に至ったと論述されています。高度救急の現場に身を置いたものなら，当たり前に思うことを科学的に論証した素晴らしい論文です。興味を憶えた方は『日臨救急医会誌』（vol.21, pp.478-487, 2018）で全文をご覧下さい。いつか小島さんに，ご研究の成果に伴うクライエントと支援者自身の内面や周囲を，社会福祉士の視点で，記号ではなく Logos（ロゴス；語りうるもの）としての SHR の意味について見解を賜りたいと思いました。

　話を戻します。高次脳機能に障害があると根気が低下し，その場にふさわしい言動を選択して，感情を抑制するのが難しくなるため，職場だけでなく家族との関係にも問題を生じやすくなると言われています。病院を退院してからも，高次脳機能障害で問題になる「記憶・注意・遂行障害」や，それによって引き起こされる「二次的心理反応」を専門職が経時的に評価し，その推移を提示することはクライエントのみならず社会復帰を援助する支援者にとって重要な軌道修正の根拠と心理面の安心材料になります。この情報を充分に活用した上で，支

援者はクライエントと面談する時間や場所に関する制限を守ることも大切ですが，それが脅かされそうな場合は周囲も協力して負担を分散し，チーム全体で不要な消耗を避ける必要があります。このような対応は支援の質を維持し，クライエントの権利を擁護する上でも重要です。そして飲酒・喫煙・ギャンブルや，Eさんの利用した「出会い系」など，「それはちょっと」と思われる交友関係さえも，クライエントが社会生活の再開や維持への関心を維持し，「気晴らし」的な範囲に留まるならば，見てみないふりをすることが大切だと思います。あなた自身が，何かの一大事が過ぎて一段落したときに，気がついたら家族や親しかった友人が一人残らず居なくなっていたらどんな気持ちになるでしょう。さらに，職場や学校にも戻れなくなり，嗜好品や他者との交流さえ完全に奪われたとしたら。何か，自分という存在が完全に消失してしまったようで，仮に残されたものが抜け殻であったとしても，いや抜け殻であればこそ精神的なダメージは計り知れないと思います。Eさんなりに，待ちぼうけで終わった「出会い系」から何かを学び，そのあとに素敵な友人だってできました。北原白秋は，1924年の満州唱歌「待ちぼうけの歌」で，畑の隅にある木の切り株に衝突して気を失った兎を偶然手に入れることができた農夫がそれに味を占め，次の日も，そのまた次の日も，ウサギの衝突を待っているうちにくたびれて，畑も荒れてしまったと唄っています。それに比べれば，私や研究会の仲間達に学びの機会を作ってくれたEさんのエピソードは大きな実りがあったと思います。

　我が国の民話[58, 59]や『古事記』[60]の女性主人公たち（鶴女房のつう，浦島太郎の乙姫，古事記神産みの段のイザナミ，海彦山彦の豊玉姫）は，それぞれのパートナーに扉を開けることを禁止しました。「絶対にこの扉を開けてはいけない」と言われると開けてみたくなるのは人情で，思わずパートナーが扉を開けた途端に見てはいけないものを見てしまい，女性主人公とパートナーは互いに幻滅し別離を迎え，時には女性主人公がパートナーに対して燃えるような怒りをぶつけます。心理学や精神分析，文学研究者によく取り上げられる「見るなの禁止」です。でも，退院支援の途中で「ここから先は，個人情報なので見な

いでね」と言われても，我々はクライエントの健康や資産が損なわれる可能性があれば，やすやすと引き下がることはできません。クライエントの秘密の扉の向こう側を見て見ないふりをしつつ，ちらりと観察を続けながら，さらなる危機が生じないか注意を払わなければなりません。私自身の経験から言えば，最もダメな対応は「見つけた，見つけた」と大騒ぎし，相手を叱りつけ，反省と約束の言葉を求めることだと思います。

　さらに話がそれますが，以前リハビリテーション医の飲み会で，どうしても居酒屋に行って酒を飲みたいという若い脊髄損傷の男性がいたので，病棟師長に内緒で患者さんを外に連れ出し，患者さんと一緒にお酒を飲んで来たというベテランの男性医師がいました。彼は，次の日に看護部長から猛烈な抗議を受けたと笑っていましたが，そこに居合わせた医師の反応はさまざまで，「非常識にも程がある，笑い事では済まされない」と怒り狂う女性医師もいました。そこは「飲み会」です。私は大学病院にいた頃，職場の人間関係が嫌になり「適応障害」をきっかけに多発外傷を負った若い女性患者の誕生日が近いと聞いたので，担当のセラピストと彼女の友達も何人か連れて，原宿で中華のコースを食べてきたことがあります。祖父に常日頃から給料の三分の一は社会に還元すべきだと言われていた私でしたが，患者さんのご両親と友人達は大変に喜んで下さり，後日ネクタイを頂戴しました。と，話したら一同，絶句していました。余談を重ねますが，「適応障害」と診断される若い患者さんの中には，周囲の環境に適応していたらもっと大変なことになったのだろうなと思わせる方が少なくありません。反社会的勢力の一団に何となく加わってはみたが，どうも仲間達の言動に違和感を憶えている方には，きっといずれ良いことがあると思います。

　この第 10 回事例検討会の夜は，異性のクライエントからの猛烈アプローチや，真面目な告ラレ体験，病気の症状と分かっていても怒りを抑えきれずにクライエントに怒鳴り散らした思い出，それでもクライエントを憎めない相談員のアンビバレンスについてこんなことまで言っ

ても良いのかしらと悩みつつ発表してくれた参加者がいて，とても有意義な時間を過ごすことができました。私は，この「感情；emotion」の共有こそが我々の検討会がよその会とヒト味違うところだと心底誇りに思いました。前も述べましたが，自分で思っていたような支援ができなかったことを棚に上げ，クライエントや周囲の人を非難し，その対策は「顔の見える連携で情報共有を図る」しかないような会が少なくないのです。翌日，参加者の一人から「実は，私自身が高次脳機能障害を抱える患者の家族です。検討会に出席して本当に良かったと思います」という趣旨のメールを頂戴したのも，私にとって大きな喜びでした。検討会の最後に，県歯科医師会の木戸寿明先生から，「人間には相手を信じる人と，信じることができない人がいる。Eさんの待ちぼうけのエピソードを聞いて，私は改めてひとを信じる人を信じたいと思いました」という素敵なコメントをもらい，記念すべき第10会事例検討会は終了しました。

第3項　総合考察2

何度も繰り返しますが，ここまでの検討で退院支援には意思決定支援が重要であることは身に沁みてよく分かりました。そのためにはクライエントの意向，少なくとも「して欲しいこと，して欲しくないこと」を知るために，開かれた対等な対話を成立させる必要があります。ならば，その対話を閉ざされた，対等ではない対話にする原因は何だったのでしょう。私は，思考停止の合い言葉「医師の指示のもと」を，「朽ち果てた墓標」と言い換えましたが，意味も考えずに従ってきた職業上の慣習や先入観，「人様の生殺与奪を預かるからには」という責任感と表裏一体の専門職による独善的態度，それぞれの職務で果たすべき理想と現実の乖離，人間にとって「病を退け，生き続けることこそ絶対的善である」という妄信，言い換えれば，死もまた生と同じように価値があると認めることへのためらい，それとも，偏った功利思想と現代に蔓延する「物象化」が対話の相手にさえ軽重の序列をつけているのでしょうか。私が用いる「物象化（Versachlichung または Verdinglichung）」という言葉は，マルクスの「物神崇拝（Fetischismus）」

や「労働」という概念までは含まず，ただひたすら単純に「人間をモノのように扱う」という意味です。

　今の私と研究会の仲間達は，これらの問いに対する解答には未だ至っていません。でも 10 回に亘る事例検討会と，それと併行して行ってきた学会活動，とりわけ 2015 年から続けている対人援助学会での研究発表を通じ，**自己決定や意思決定支援のない退院支援など**あり得ないことに確信を持つことができたところで上々の首尾だったと考えることにしています。仕事以前に人として為すべきことと，現場で生じるさまざまな苦難への対応の狭間で途方に暮れるあなたは，今このときも悩み続けているでしょう。だからこそ，熱意と良心を忘れず相談業務に携わるひとたちが，学会や研究会のテーマで「生き残り」を合言葉にせざるを得ないのかもしれません。マックス・ウェーバー[61] の言葉を借りるならば，私たちの暮らす社会が，内部規制としての「心情（信条）倫理」（行為の結果までは問わない，道徳や最高善と結びついた内的な精神や心のありようで，非合理な行為かもしれないが範例的な価値はある）と，規制の範囲が外部にも及ぶ「責任倫理」（結果をある程度予見し，他者との関係の中で生じる自らの行為に対する全ての責任を負うこと）の均衡を取り戻すことが，迷宮を脱出するための糸口になるはずだと私は確信します。

　発足から 3 年目を迎えようとしている今，検討会でプレゼンテーションを担当してくれた 10 組の仲間達と参加者達が，検討会とその後を振り返る課程で自分に何が起こりつつあるのかを言語化して，いろいろな場で学術発表に昇華して下さることを私は研究会の代表として切に願います。「仏つくって魂いれず」という言葉がありますが，魂の入らない退院支援は，退院に向けた単なるお祭り騒ぎにすぎません。そんな退院支援でも無いよりましとあなたは考えるでしょうか，いや無い方がましな退院支援もあるのです。

　我々の一生は，家族や仲間との束の間の喜びと，圧倒的多くの時間を占める苦しみや悲しみからなります。そのひとつひとつの人生と病の物語を読み解き，支援者とクライエントの内なる自分と，現に存在し，外からも覗い知ることができる人格が，深淵で互いに洞察し合う

ための努力を怠らないことが，「退院支援に魂を入れる作業」なのだと思います。屋上屋を架すことを恐れずに申し上げます。「啐啄同時」という言葉ありますが，ヒナが卵からかえろうとして卵の中から殻をつつく音「啐」に合わせ，親鳥が外から殻をつついてこわす「啄」のタイミングが合わないと，双方が満足できる退院支援にはならないのです。

　かろうじてブルジョワが住む町の体裁をとる港町ヴービルを舞台にした名作『嘔吐』の最終章で，美術館に集う風景画や人物画を愛でる人々を評し，深い虚無をまとう主人公アントワーヌ・ロカンタンに「芸術に慰めを求めるのは愚か者である」と言わしめたジャン・ポール・サルトル[62]に，「支援という慰めの行為に芸術性を見いだせないのは，その上をゆく愚か者である」と私は言いたいのです。ロカンタンの「慰め」は人々自身に，私の言う「慰め」は他者へと向かう点が異なりますが。

　次の章では，私が当研究会発足以前に発表した 8 つ論文と第 4 部のイントロダクションになる講演を紹介致します。

第３部

整形外科のリハビリテーション医として行なった
私の退院支援ほか

第1章

成年後見申し立ての経験

（日本臨床整形外科学会雑誌，第 97 号，2010 年に加筆修正）

【緒言】

　成年後見の申し立てをする機会があったので若干の考察を加え報告する。

【経過】

　被後見人である私の父は，昭和 20 年代に大学医学部を卒業後，約 40 年間地元で医院を開業していた。65 歳を過ぎて受けた医師会の検診で糖尿病と大腸癌が判明し，自宅で療養していたが，70 歳ころから物忘れが増えたことに自分で気付き医院を閉院した。5 年後にはほぼ寝たきり（要介護 4）となり，その翌年に認知症の診断（HDS-R5 点以下）が確定した。

　母から老老介護の苦労や，不良リフォーム業者などの度重なる訪問の話を聞きながら，私は両親に対し具体的な援助ができず，一方で自分が担当する患者さんには在宅療養の継続を説く日常にジレンマを感じていた。解決策として，昔ながらの和式の生活を好む両親の QOL を損なわないよう，医院だった建物を改修して私と妻が母屋に住む両親と軒続きの同居をする計画を立てた。住宅の改修に要する費用が高額になるため新たに住宅ローンの借入を考えたが，担保となる不動産の所有者が判断能力の低下した父であったため銀行との交渉は難航した。50 年来のつきあいがある地元の銀行に住宅ローンの借り入れを申し込んだところ，ストレッチャーに乗せてでも担保提供者である父を銀

行の窓口に連れてくるよう要求された。事情を話し，父が介護用ベッドで寝ている自宅で面談してもらったが，被後見人になる父の書字能力が低下し署名が判読できないことと，その当時は全く前例がないことを理由にその後の具体的な指示は途絶えた。

　父の身上監護と財産管理を目的にした私たちの計画は，成年後見制度の趣旨に反しないと判断し，私は成年後見の申し立てと別の銀行での住宅ローン申し込みを行うことを決めた。当初，成年後見申し立てに馴染みがない他の家族の同意が遅れたことを「財産をめぐる家族間の争い」と解釈され，家庭裁判所から「リーガルサポート」に調整を依頼することを提案されたが，その後の手続きは迅速に進み，申し立てからひと月後に私が後見人になる審判が下った。被後見人の居住用不動産の一部を改修するため，利益相反がないよう母を「特別代理人」に選任する手続きと，ローンの借り主で後見人である私に不測の事態が生じた場合でも被後見人である父と母が転居を迫られたりしないよう，両親の住む母屋と私たち夫婦が住む旧診療所の土地を「分筆登記」する作業も追加した。

【考察】

　成年後見制度は，認知症の高齢者など判断能力が低下した人のために家庭裁判所が援助者を選び，この援助者が本人のために活動する制度である。申し立ては，主に4親等内の家族が行うことが多いが，後見人は制度の内容と職務，その責任を理解するものであれば被後見人の家族でなくとも構わない。後見人制度による援助者には，後見・保佐・補助の3類型がある。「保佐」の場合は専門医による鑑定を要することがあり，鑑定に1〜2カ月の時間と5〜10万円の費用がかかることが多い。ノーマライゼーションの理念と自己決定権を尊重する考えからいえば，私の場合も早い段階で任意後見による「補助」から援助行為を開始すべきであったと反省している。

　2009年に確認できた資料では，最高裁[63]によれば2007年4月から2008年3月末までの成年後見申し立ての総数は約2万5千件で男1：女1.4，男性の58％，女性の80％が高齢者である。後見人は31.7

％が被後見人の子，子以外の肉親は 31.9％で第 3 者後見人は司法書士 10.5％，弁護士 7.7％，社会福祉士 5.3％である。審判までの期間は近年，大幅に短縮する傾向にあり，2 カ月以内が 58％と最多で，私の場合は約 1 カ月のスピード審判であった。申し立てをする際には，提出する書類を裁判官が判断しやすいように準備することは当然だが，申立人の意図するところや家族の事情をわかりやすく口頭で調査官に伝えることも重要である。今回, 選任の手続きを追加した「特別代理人」は遺産分割など後見人と被後見人の利益が相反する場合に，その行為に限って後見人以外の人を本人の代理人として家庭裁判所が選任するものである。ちなみに，日本司法書士会連合会が主催する「リーガルサポート」[64] は，成年後見の申し立ての際に家族間で意見の一致がない場合に，第三者後見人を家庭裁判所に推薦する機構である。

今になって思うこと

　父の死亡診断書を提出すると程なく，法務局から私を後見人の任から解く旨の通知が届いた。そのあとも，父が知人に貸与していた金銭の回収や遺産分与などの，私にとっては厄介な手続きが待っていたが，「元後見人」という立場には何ら法律的な役割を付与されず, 患者さんやご家族に何気なく提案していた成年後見制度の周辺に，我々医療者の想像を超える大変さがあることがよく理解できた。息子さんが他界したあとで息子さんのお嫁さんを「養子縁組届」をされている方は賢明であることもわかり，現民法と人権や個人，社会との関わりについて私たち医師が表面的な知識しかも持ち合わせていなかったことを痛感した。

　本論文の主旨は，開業整形外科医と民間病院の勤務医が主な会員である「日本臨床整形外科学会」（第 22 回学術集会，愛媛）で発表した。聴衆の中には，近い将来，お子さんへの事業と不動産継承などを考えている医療機関の経営者が多く，皆さんから貴重なご意見を頂戴した。お子さんも同じ整形外科医の道をこころざし，着々と次期院長になる準備をされていても一自営業主としての苦労はさまざまなようだ。

　我が国では小学校から大学教育の間に，自分が社会人になってから

取得する給与や，納めるべき税金や年金の制度，家業や不動産の継承などに関する手続き，さらに現役を退いて自分が受ける側の立場になる公的サービスや制度などのいわゆる一般常識に関する教育を受ける機会は無きに等しい。また医療者がクライエントに成年後見制度の利用を提案するときは，患者さんの「身上監護」に重きを置くことが多いが，本制度には「財産管理」という重要な目的もある。退院支援で重要になる「クライエントの人生の最終到達点をともに見据える作業」を，より良いものにするためにも，この分野の見識を深めることは極めて有用である。ちなみに内閣府のデータでは，成年後見の申し立て件数は 2013 年の 176,564 人から，2018 年には 218,142 人と 20 万人を優に超えるまで増加している。これまで病院で開催される多職種カンファなどで，「患者さんは成年後見制度を利用していますが，高齢で認知機能が低下しているのでご本人の意向を聞くことはできませんでした」とすましている専門職がいるが，判断能力が低下してしまった被後見人の意向をどこまで後見の体制に反映するかは喫緊の課題である。

第2章

退院支援と地域連携に関する
当院の取り組みと課題

（新潟市医師会報，第 477 号，2010 年 12 月号に加筆修正）

【はじめに】

　当院は，2008 年秋の新築移転に合わせ通常の整形外科外来診療と，急性期 29 床および回復期リハビリテーション病棟（以下，回復期病棟）37 床の入院診療に加え，居宅支援事業と健診・メディカルフィットネスなど健康管理部門をスタートした。しかし当初の計画より救急搬送の件数と高齢者骨折や人工関節の手術件数が大幅に増加し，急性期治療の充実を図るため，2 年後に回復期病棟の届け出を返上した。（当時の診療報酬体系では骨折や人工関節置換の手術患者さんの平均入院期間と診療報酬を，リハビリテーションなど保存治療の患者さんと比較すると，リスク管理や手術材料費を考慮に入れず，前者は後者に対し入院期間が 3 分の 1 で診療報酬は 3 倍という経営サイドにはとてもわかりやすい単純な結果が出た。医療機関や介護事業所も「一企業」としてランニングコストや職員の福利厚生を意識しながら運営しなければならない時代なのであろう。）

【目　　的】

　今回，私が担当していた「整形外科疾患に特化した回復期病棟」の運営経験をもとに，退院支援と地域連携に関する当院の取り組みと課題について述べる。

【2010 年当時の考察】

　回復期病棟は，2000 年に介護保険制度と同時期にスタートしたシステムで，対象疾患（整形外科なら脊髄損傷や骨盤・股関節・膝関節周辺の骨折，同部の手術後など）の患者に対し定められた期間内に受け入れ，日常生活動作（以下，ADL）の向上により寝たきりを防止し，在宅復帰の実現のために病棟生活全体で集中的なリハビリテーション（以下，リハもしくはリハビリ）を実践することを第一の目標にした病棟である。入院の目的が明確で，従来の訓練室中心ではなく病棟を中核に捉えたリハを行ない，生活期（病院で急性期〜回復期の治療を終了して自宅や施設へ帰る時期）への円滑な連携を図ることが特徴である。しかし回復期病棟はもともと脳卒中治療の再構築を目的のひとつとしているため，整形外科疾患の回復期リハビリにはいくつかの問題点がある。

　整形外科疾患の場合，診療報酬上リハビリ料は脳血管疾患の約 70％（2020 年現在でも施設基準 1 で脳血管 245 点に対し，整形外科は185 点）に設定され，医療保険で算定が可能な期間も脳血管疾患 180日に対し 150 日と短い。このことはリハ対象者のうち，リハ遂行上のリスクが高く，早いペースで訓練を行なえない後期高齢者の割合が増加しつつある現状には必ずしも即していない。（既往に脳血管疾患がある方は転倒しやすく，脊椎や下肢の骨折を生じやすいためリハ中の様子を見る限り脳血管疾患のリハをしているのか下肢骨折のリハをしているのかわからないことがあります。心血管系疾患も同様のことが言えますが，疾患別リハ実施点数と算定期間の違いは机上の空論です。）（以下（　）内は現在の私からの註です。註；整形外科医・リハ医であれば「机上の空論」ですが，医事課職員に「この患者の主病名は？」と聞かれる，というより値段の高い方にしてよいかと確認されるのです。）また回復期病棟は，いわゆる急性期を脱して在宅復帰が見込まれる患者をターゲットにすることの報酬上のメリットを設定された専門病棟であるため，対象疾患とされる患者さんが常に 8 割以上入院していることが求められる。対象外の患者さんは，一般病棟を回復

期病棟として届け出ている場合は特別入院基本料を，療養病棟から回復期病棟へ移行している場合では入院基本料1を算定することになり，いずれも回復期病棟で本来算定可能な入院基本料より大幅な減額となる。しかしながら，肩や足関節周辺は高齢者に多い骨粗鬆症性骨折の好発部位であり，ほとんど全症例で受傷部の外固定や歩行自助具の使用が必要になり，ADLが阻害され他者の介助が必要になる期間が対象疾患と大差ないほど長いにも拘らず対象外として取り扱われる。（註；高齢者に松葉杖を貸し出せばすぐに退院ができるというのは根拠がない話です。試しに普段は元気に見える80歳前後の方に松葉杖を渡してもらえば，目も耳も，松葉杖を持つ上肢の筋力や立位を保持するバランス機能も青壮年とは全く異なるからです。）

　2008年からの1年間に，当院の回復期病棟へ入院された患者さんの内訳は，42％が大腿骨近位部骨折で20％は骨粗鬆症性脊椎圧迫骨折，16％が人工関節置換などの手術適応のある変形性膝関節症であった。この3疾患の患者さんはひとりの例外もなく全員が高齢者で，他の疾患も高齢者が多いことから，当院の患者さん全体の平均年齢は75.4歳，さらに約10％が90歳代という結果になった。退院後の主たる介護者は高齢の配偶者が多く，その介護者自身が介護認定を受け病気療養中であることも稀ではなかった。このような状況の中で，クライエントが不安を感じることなく適切な時期に退院を迎えるため，当病棟ではチーム一丸となって退院支援に取り組んできた。しかし一方で，退院支援の働きかけが退院強制になっていないか，医療を中心にした「病診連携」を，患者さんと家族の生活に立脚した「地域連携」に円滑につなげることができないか，ということは常に私たちの頭から離れない課題であった。

　筧[65]は，2000年以降の積極的なリハ介入にもかかわらず，回復期病棟を退院する患者の退院時ADLは伸び悩んでいるが，在宅復帰率がむしろ徐々に向上している全国的な傾向に対し，「在宅復帰は身体面のADLの改善だけでなく，在宅へ向かわせ，その在宅生活を継続できるよう支える仕組みがあって初めて成立する」と考察している。（註；筧のコメントは，早期からの集中的・専門的なリハビリ介入に見合う成

果は，医療者側が予想していたほど上がっていないが，患者と家族の在宅復帰への希望が高まっている。安心して家に退院できるような支援と連携が求められると翻訳できます。）

　退院支援はアメリカ病院協会によれば「患者と家族が適切なケアプランを作成する事を支援する，部門を超えたプロセス」と定義され，退院後も日常のケアや医療管理を入院中と同様に受けられ他の医療機関・介護事業所・自治体と円滑な連携を行なうことを目的とし（註；これは文献２の定義ですが，2025年問題を控えた現代で，もう入院生活が最善の環境と信じている方はいないでしょう），病院資源の有効活用や職員の意識を改善する効果も期待できると言う報告もある。近年，退院支援に関する書籍が多く刊行されているが，「ハイリスクグループの抽出」や「スクリーニング」は，診療報酬を算定する際にも必須の重要な手続きであるとされている。しかしADLの中で「排泄」という点に注目してスクリーニングを行なう場合を例にあげれば，「常時，尿路カテーテルが留置されている」という同じ排泄の自立度でも，個人の認識は大きく異なる。（註；カテーテルが留置されていると尿が順調に流れるので，通過障害による合併症を起こして病院を受診する手間が省けてありがたいという方もいるが，この「管と袋」は自分らしくないと拒否される方もいます。どちらが正しいとも，間違っているとも言えません。）在宅復帰を少しでも円滑にしようとする退院支援において，患者さんたちの受傷前からの生活や価値観，現在入院中の病院が有する臨床機能を考慮せず，身体機能と医療管理の安全面だけに着目した定型的なスクリーニングを行なうことは問題がある。

　当院の回復期病棟では，患者さんが入院すると初期評価とケースカンファレンスの後，入棟２週前後を目安に，病状・検査データ・ADL評価の結果を説明し患者さん・家族の希望や入院前から抱えていた問題などを伺うインフォームド・コンセントの機会を持ってきた。その後，リハ見学や退院前訪問指導を経て，必要な場合は患者さん家族と生活期スタッフも交えたサービス担当者会議などを行なった上で退院を迎える。この一連の流れを円滑にするためのプロセス全体が退院支援に他ならないのである。当院のような小規模の民間病院の場合は，治

療対象が生命予後を直接左右しない整形外科疾患であればこそ，患者さんやご家族も支援者の一員と考え，意見の調整を図るべきであろう。

　当院独自の取り組みとして，2009 年 11 月から入院前の介護サービスの利用状況と入院後の ADL や認知機能の変化，転倒リスクとその対策，自宅退院を目指した看護・リハの進行状況，カンファレンスや病状説明の内容を一枚の情報共有シートに記載する事を始めた。用紙を医師カルテに綴じ，チーム全員で使用するため，責任が希薄になるのか，記載・確認・修正の遅れや，生活期スタッフからの情報収集不足，自由記載部分のデータ解析が難しい，など問題は多い。今後はこのシートを使用した職員の意識調査に加え，QOL や満足度調査など利用者立脚型の評価を行なった上で，単なる患者・家族情報にとどまらず，互いの関係性などその人と家族の情報へ発展させ，性格や好み，大切にしていること，これからどのような生活を過ごしたいと願っているのかといったことを，我々から生活期のスタッフに伝えられるようにしたい。

　これまでの経験では，入院長期化や在宅復帰率低下を来す疾患ごとの特徴は特定できず，ADL から退院難渋例を予測することもできなかった。むしろ国際生活機能分類 ICF の「活動と参加」，「背景因子」で在宅復帰に阻害的に働く要素の分析が必要であろうと考えている。例えば変形性関節症などで人工関節手術を受ける患者さんの中には，加齢に伴う生活不安を少しでも改善したくて手術を希望される方もいるが，このような場合は手術とリハビリだけでは問題は解決しない。患者さんと家族，生活期のスタッフとの共同作業で，その人の生き方の最終ゴールも視野に入れた包括的なケアを検討する必要がある。入院前からの患者さん家族のニーズを把握し，今の気持ちと現状の間のギャップがどこから生じているのかを一緒に考える方が自然である。

　在院日数や在宅復帰率改善のための医療者からの働きかけは，時に患者さん・家族に苦痛や不安を与える原因になることもある。人工関節手術などに対する「退院指導・計画」（例；脱臼しやすい関節の肢位・してはいけない家事動作など）をクリニカル・パスに盛り込むことは可能であるが，「退院支援」の場合は患者さん・家族自身に問題点

を認識してもらうことが大切で，最終的な調整は受容と自己決定を妨げない個別的な援助を基本にすべきであろう。

　退院への援助はすべての施設で同じである必要はなく，各施設の持ち味を発揮できるように対応することが望ましい。例えば専門性の高い医療を行なうDPC施設の場合，地域にとって貴重な社会資源である「入院病床」を有効活用することが最も重要である程度は退院促進も容認できる。むしろそのような施設には，緊急性の高い重篤な患者の受け入れを迅速に行なってもらう方が医療圏全体にとっても望ましい結果がもたらされる。抽象的な表現であるが，退院支援は患者さんだけでなく医療者側にも個別性があり，チームで取り組む初期段階から最終的な調整に至るオーダーメイドの階層的なプロセスであると云えるのかもしれない。

　私は，利用者である市民への啓発活動の重要性も強調したい。近年，顧客尊重の立場からか医療機関や介護・福祉施設の有する機能のうち，可能なことだけが必要以上に強調されて混乱を引き起こしていることがある。健康増進・疾病予防は患者さんと家族，それを取り巻く環境にも責任の一端があるだろう。病気になった時，いつ入院しても困らないように必要な情報を分かりやすく整理しておくことが推奨される。崩壊の危機に瀕する救急医療の現状を知り，病院機能の分化や病診連携への理解を深めてもらう必要もあり，いつでも受診できる近所のクリニックで健康管理を受けることのメリット，専門医とかかりつけ医を同時に主治医にする安心感，生活期ではリハビリを病気からの回復より生活復帰のプロセスと認識することも大切である。介護プランは患者さん・家族とケアマネージャーが信頼関係を築いたうえで作成する事が前提で，病院のスタッフは入院後の早い段階でケアマネージャーなど維持期スタッフと患者さん・家族が良好な関係を形成する場所と機会を提供できるようサポートを心掛ける必要がある。

【結　語】

　退院支援を通し，医療連携にとどまらず他職種や患者さん・家族の生活に関わる地域のすべての方たちと連動する事が促進されることを

切に望む。

今になって思うこと

DPC は Diagnosis Procedure Combination の略。診療行為ごとに医療費を算定する出来高払い方式と異なり，診断や症状をもとに厚生労働省などが定めた1日当たりの診断群分類点数の医療費を計算する会計方式で大学病院や特定機能病院において運用が開始され，民間でも広く認可されるようになった。そのことにより，入院から退院までの一連の流れはある程度，可視化し定式化できる。結果として社会保障費も適正化される可能性がある。退院支援はその流れを滞らせないプロセス全体といっても良いだろう。ただし，疾患や日常的な健康維持の啓発はもちろんのこと，ある時は制度や公的サービスの有効な活用方法の提案，またある時には家族も含む心理的なサポートも視野に入れた個別的な支援も求められる。結語で述べた，「退院支援は地域の全ての方達との連動が必要」は，2025年まであと5年を切った今だからこそ改めて強調したい。私は，「手足や背骨の手術をする整形外科の医師が，いちいちそんなことまで考えていられるか」と言われることが多々あるが，私に言わせれば，「人工関節置換のように術前の時間に余裕がある手術で，そんなことさえ考えずに人様の体にメスを入れて良いのか」と言いたい。

2019年の内閣府のデータでは「要介護状態の原因となる疾患」のうち，整形外科疾患は骨粗鬆症性骨折12.5％と関節の変性疾患10.2％を合わせて22.7％で，脳血管疾患（15.1％）を大きく超える。そしてこの3疾患以外に認知症18.7％，老衰13.8％，その他24.9％も要介護になりやすい疾患としてあげられている。この中に一部の廃用症候群を含んでいるとしても何となく「老化」と理解されてしまう。この3病態の合計に相当する57.4％の人たちは，リハビリこそ在宅復帰の鍵とする回復期病棟の対象外疾患になってしまう。つまり，在宅復帰を目指し集中的なリハビリテーションと入院早期から着手する退院支援の恩恵を，要介護になる可能性が高い過半数の患者が享受できていないとも言える。回復期リハビリテーション病棟協会と内閣府の調

査は対象群の抽出条件が大きく異なるため単純な比較は難しいが，これもまたひとつの現実である。

　当時私が勤務していた N 病院は 1751 年の開設で，「河童」に秘薬を伝授されたという不思議な伝説のある地元ではよく知られた病院である。諸説ある中，近代の整形外科は 1740 年代ころにフランスで発祥したとされることが多い。しかし肩関節脱臼の有名な整復方法には，紀元前 400 年前後に活躍した「ヒポクラテス」の名前を冠するものもある。一方で，我が国には西暦 700 年代から柔術に基礎を置く「骨接ぎ」の記録があり， N 病院の「河童伝説」は天狗や狐に秘剣を伝授された古流剣術の流祖の伝承と類似点があり，ケチくささを微塵も感じさせないおおらかな物語だと思う。エビデンスはありませんが。

第3章

高齢者と家族が望む介護のあり方
（新潟県医師会報，No.751，2012年に加筆修正）

　本稿は，第25回日本臨床整形外科学会学術集会（神戸）において発表した「脊椎圧迫骨折と大腿骨近位部骨折の治療経験から垣間見える超高齢化社会の問題点」，「超高齢者への退院支援」に加筆して修正したものである。

【はじめに】

　『2011年版高齢社会白書』によれば2055年に本邦男性の平均寿命は83.7歳，女性は90.3歳になることが予想される[66]。まず，当院（論文2と同じN病院）で治療する機会が多かった高齢者の脊椎圧迫骨折および大腿骨近位部骨折の現状を述べ，上記白書等の公的なデータを参考に，これからの高齢者介護の在り方について考察する。

　文中に提示した症例の個人情報は倫理面を配慮し変更した。

【対象と方法】

　2009年7月〜2010年10月の間，当院に入院した脊椎圧迫骨折（以下，圧迫）68例と大腿骨近位部骨折（以下，大腿）135例のうちわけ，退院先，医療ソーシャルワーカー（MSW）介入と介護支援専門員（ケアマネ）連携の有無，介護保険申請状況，家族構成をそれぞれ90歳以上のA群と，90歳未満のB群に分けて検討を加えた。

【結　　果】

　圧迫の90歳以上A群は圧迫全体の約13.2％，平均年齢は91.6歳で男女比1:3.5，同じく大腿の90歳以上A群は大腿全体の11.1％，平均

年齢は 92.9 歳で男女比 1 ：14 であった。入院時と比較した退院時の日常生活動作の改善度（FIM 利得）は圧迫 A 群 15.8，B 群 16.7，大腿 A 群 13.1，B 群 13.1 で 4 群とも同程度の改善を示している。

　全ての群で自宅退院の比率が最も高く，圧迫 A 群の 77.8％，B 群 89.8％，大腿 A 群 80.0％，B 群 78.0％が自宅へ退院した。圧迫 A 群の 77.8％，大腿 A 群の 100％に MSW が介入，圧迫 A 群の 78.0％大腿 A 群の 100％でケアマネと連携した。

　介護申請は圧迫 A 群の 88.9％，B 群 45.8％，大腿 A 群 100％，B 群 63.3％で実施した。家族構成は圧迫大腿とも A 群は「夫婦のみ」は無く，「独居」と「その他」が多かった。独居は圧迫 A 群の 33.3％，B 群 20.3％，大腿 A 群 20.0％，B 群 10.8％であった。

【考　　察】

　近年，本邦の疾病者総受療率は全体に横ばいから減少の傾向にあるが，骨折の受療率に限ると徐々に増加しており，年齢階級では 80 歳代と 90 歳代が大多数を占める[67]。2009 年の高齢者人口は 2901 万人で，高齢化率は平均 22％を超え，わが国は 9 人に 1 人が後期高齢者という本格的な高齢化社会になった。2017 年に後期高齢者は前期高齢者数を上回り，高齢化率は 2035 年に 33.7％，その後も増加を続け 2055 年には 40.5％になると予想される[66]。

　体が虚弱化した時に，66.2％の高齢者は自宅に留まりたいと希望し[66]，我々の調査結果でも各群の 8 割前後の患者さんが自宅へ退院している。高齢者の心の支えになる人は配偶者 65.3％，子ども 57.4，孫 17.9％が多いが，長年の友人・知人が孫に近い 15.5％を占めている[66]。当院の入院患者さんの中には，「子どもやお嫁さんはあてにできないし迷惑をかけたくない。近くに仲の良い知人がいるので大丈夫」と言われる方は少なくない。地理的な距離や生活様式の差ではなく，心の支えとして知人を家族と同様もしくはそれ以上の存在に考えるなど，家族の在り方そのものが変化しているような印象を受ける。

　家庭社会学上の家族の定義は「家族とはそのメンバー各々がともに住むことによって，各自の欲求を満たすような人間の集団」としてい

るが，欲求充足の基本には「安全の感覚」が必要であり，身体的にも情緒的にも安全が確保されてこそ，基本的な要件が満たされ[68]。心理学者の河合は，著書『家族関係を考える』の中でパーソンズの言葉から，「家族以外では十分に遂行され得ない機能として育児と大人の情緒安定機能」を挙げている[69]。当院では，入院の手続きや手術・検査の同意は原則としてご家族に依頼してきたが，最近では血縁関係にない知人や民生委員，町内会長に代行していただくことがある。これは単に事務手続き上の問題を超える，前述した「安心」という重要な課題に関わる変化である。

　多発外傷後のリハビリを目的に，90歳代の男性患者さんが当院へ入院された時は，関東に住むお子さんがいろいろな理由を挙げて来院を拒否されたため，患者さんの奥さんが生前に通っていた教会の牧師さんに入退院の手続きをお願いした。患者さんが受傷した場所は北海道で，初期治療を担当した北海道内の医療機関から，新潟市内にある当院へ患者さんを連れてきてくれたのもこの牧師さんである。牧師さんは，ただ「善きサマリア人のたとえ」を実践されただけと言っていた。この経験を通し，90歳を超えたご自分と実子との関係が希薄であることを改めて実感した患者さんが，誰の勧めに従うべきか納得され，受傷前には「あれは老人が利用するもの」と拒否していた介護サービスを受け入れるようになったのは，まさに怪我の功名である。12歳以上の国民の悩みやストレスの原因のうち，「自分と家族の病気や介護」が31.4％にのぼり，「仕事」36.6％，「収入」30.3％と並ぶ[67]。また，介護をしながら働いている人のほとんどが介護休暇を取得せず年休，欠勤，遅刻，早退で対応しているといわれ，介護のために離職・転職する人は2007年には，ついに年間14万人を超えた[66]。高齢者が介護を頼みたい相手は，男性の場合は配偶者80.7％，女性は子ども63.1％が多いが，高齢者のいる世帯が2009年に全世帯の40％を超えた一方で三世代家族は減少し，高齢者単独・未婚の子と同居・夫婦のみの割合が増加している。わが国の高齢者が別住まいの子と「週1回以上」接触する頻度は51.9％で，諸外国より低く，「いつも一緒に生活ができるのが良い」33.1％に対し，「ときどき会って食事や会話をするのが

良い」が 46.8％と [66]，単に家族への遠慮というよりは，親兄弟でも他者には迷惑をかけたくない，「君子の交わりは，淡きこと水の如し」とする，西欧人とは異なる日本人に特有の心性が伺える。自験例でも圧迫 A 群の 3 割，大腿 A 群の 2 割は独居で，9 割の患者が介護サービスを利用しており，精神的な支えを家族に求めながら家族とのかかわりが薄く，あるいはこれをあえて避け，制度を活用して生活する高齢者が少なくない事が分かる。

　介護保険などの公的支援体制が無い時代に自力で親を介護し，国の発展を支えてきた世代を，最近になり一部マスコミで，「日本経済の重荷」とまで表現しているのは実に嘆かわしい事である。社会保障に関する国家的な議論も，その質向上より財源の確保に終始しているのは如何なものであろうか。今回の調査結果では，90 歳以上の患者さんも再び家で生活する事を希望し，90 歳未満の方達と遜色ない頑張りでリハビリの成果をあげているが，家族や社会がその方達の努力に十分応えられていないという問題が浮上した。前述したように，当院においても入退院の手続きや急変時の来院要請を拒む家族がいるが，この理由として，家族間の確執などより，家族自身の健康状態や「病院に行く時間とお金が無い」という現実的な理由を挙げるケースが増えている点にも注目したい。

　『平成 23 年版　厚生労働白書』には，社会保障制度の歴史の中で国民皆保険・皆年金が実現された 1960 年代は，「貧しくとも希望が持てる時代であった」と記載されている [70]。国民の生活は，高度成長期に物質的にはさらに豊かになったが，その後の低迷する経済活動や，家族関係・地域社会の変化により，将来や老後どころか現在の居場所や，何かあった時に迎え入れてくれる家庭があるという安心感が根底から揺らぎ始めている。医療や介護をはじめ，社会保障は国家の人口動・静態，経済活動，社会生活ときわめて密接に関連し，個人と個人，個人と家族，個人と企業や学校ならびに国との相互補助が基本になる。地域における見守りネットワークや介護支援ボランティア制度（横浜市で 2009 年からスタート），コミュニティスクール（東京都三鷹市，2000 年），家族介護をする人の支援（介護者サポートネットワークセ

ンター・アラジン東京都，2001年）[70] などがすでに活動しているが，介護休暇や休業を取りやすい多様で柔軟な働き方ができる社会環境を整備し，社会全体で介護者をも支援する日本独自のシステムの広がりが望まれる。

【おわりに：高齢者の望む介護をめざして】

　私は昨年父を，半年後に母を亡くした。まさに国民皆保険・皆年金の礎を作った世代の両親が，家には仏壇も神棚も設けなかったのは，大戦に翻弄された自分達と，翻弄した人たちへのいろいろな思いがあってのことと理解している。父にはおおむね10年，母は僅か1年であったが私も介護に携わることもできた。納棺の折，自らの膝に乗せ遊ばせた孫達が見守る中，両親が確かに私達家族のご先祖になったことを見届けることができたのは，私にとってまことに有意義な経験であった。個人レベルの研究・研修のフィールドをどこに求めるかは自由であるが，人間の心性や自己の概念が異なる，介護・福祉の先進国と言われる国々から制度や考え方を導入する時には，その利用者である日本の高齢者が望むものか，また高齢者を支えながら今の時代を生き抜かなければならない家族にとって使い勝手のよいものかを慎重に検討すべきである。介護を受ける高齢者自身が希求してやまない，家族や親しい知人による心のこもった介護を実現するために最も重要なことは，対話にとどまらず，医療や介護を受ける主体である患者さんや家族の言葉にならないメッセージに真摯に耳を傾けることであろう。

今になって思うこと

　N病院のような民間の小規模単科病院における短期間の診療データを全国的なデータと比較することには科学性という点ではいささか問題がある。しかし，そこから垣間見えてくる高齢社会特有の問題に目を背けるわけにはいかない。医療・介護・福祉サービスを提案し運用する我々と，最終的な受益者である高齢者と家族が求めていることが乖離していないか注意し，もしそういう傾向があるならば制度やサービスの調整だけでなく，その根底を流れる不適切な空気のようなもの

にも社会全体で配慮する必要がある。令和に生きる我々が,「昭和や平成ほど経済的な成長は望めないが，心の面では将来に希望が持てる時代になった」と言えるようになるため，これまで戦中・戦後に始まり高度成長やバブル経済の崩壊など，さまざまな難局を乗り越えて来た高齢者の言葉を真摯に受け止め，現代の新たな課題（貧困，虐待，格差など）を，互いに手を携えて少しでも解消しようという意識を持ち続ける必要がある。

第4章

非典型的な CRPS 症状を呈した TKA 例に学んだ手術周辺の問題点

（日本人工関節学会誌，Vol.43，2013 年に加筆し改題）

【目　　的】

　非典型的な複合性局所疼痛症候群（Complex Regional Pain Syndrome；以下，CRPS）症状を呈した人工膝関節置換術（Total Knee Arthroplasty；以下，TKA）治療困難例から，診断と発症機序，病態，インフォームド・コンセントとチーム医療におけるリハ医の役割などを学ぶ。

【症　　例】

　70 代女性，両変形性膝関節症（加齢に伴う変化で関節の軟骨がすり減り，痛みも加わり関節の動きが障害され，周囲の筋萎縮を生じ運動能力が低下する疾患。膝は「年寄り膝」とも呼ばれる）。

　主訴：両膝痛，腰痛。

　現病歴：かかりつけの内科医院で 4 年間，膝痛と腰痛の保存治療を受けていたが改善せず，知人の勧めで手術治療を希望し当院に来院。

　既往歴：高血圧，腰椎椎間板ヘルニア，難聴はあるが認知機能は良好。

　初診時所見：軽い跛行と膝前面の圧痛あり。膝関節に腫脹や発赤，関節水腫などの強い炎症所見はなし。両膝の可動域は「伸展－ 10°／完全屈曲」，単純レントゲンで膝蓋大腿関節優位の関節症変化（膝関節は大腿骨と下腿骨間，大腿骨と膝蓋骨間に関節がある）を認めた。

　ADL：独居で家事動作は一通り自立し，10 分程度ならゆっくりとした徒歩で外出が可能。長女が時おり訪問し家事や身の回りの世話をし

ていた。

【経　過】

　患者と長男に，予定している麻酔方法と手術の概要を術者から説明した後で，外来の看護師が 14 日間の入院治療計画全体について説明し，不明な点の確認を行なった。手術は，その 2 週間後に下半身麻酔下に，疼痛が強い右膝に対し TKA を行なう計画である。リハビリスタッフの術前評価で「膝より腰の痛みが強い」と言っていた患者は，手術前日の夜，「緊張して死ぬほど手術が怖い」と涙ぐんでいた。予定通り手術は終了し，術後 10 日目には鎮痛剤の定期内服が不要になり，17 日目に歩行器を使い自宅へ退院した。退院後に利用したデイサービスの情報では，患者は転倒を心配しベッドに臥床していることが多かった。

【再入院の経過】

　退院の 4 週間後，患肢に触れると思わず体をよじるほどの激痛（allodynia 異痛症は，痛みの原因になる刺激がなくても激痛を生じる状態）を訴え，身動きもできなくなり当院へ救急搬送され再入院となった。右下腿から足部にかけて全体的な腫脹と軽い発赤がみられ，TKA 術後 CRPS の診断で 55 日間の保存治療を行なった。退院後も，痛み・膝関節可動域・歩行能力は手術前の状態まで回復していなかった。

【考　察】

　再入院時，胸部苦などの症状と炎症反応や D- ダイマーの著しい上昇はなく（人工膝関節手術後の，最も重篤で治療に難渋する合併症である手術創深部の感染と肺血栓塞栓症を一応，否定できる検査所見），退院後の不動（痛みに対し過剰に不安を感じ動かすことができないと，動かさなくなり，さらに動けなくなる）による CRPS と判断した。
　複合性局所疼痛症候群 CRPS は，外傷や神経損傷の後に疼痛とともに浮腫や皮膚変化，発汗の異常，骨や筋肉の萎縮，関節可動域制限などが遷延する症候群で，きっかけになる有害事象か「不動」が存在する

type 1 と，神経損傷による type 2 がある。自験例では，厚労省 CRPS 判定指標[71] のうち，関節可動域制限・持続性の強い痛み・浮腫（自覚症状3項目）・発汗の異常など他覚所見4項目を認めた。住谷[72] によれば，CRPS の末梢性病態として神経障害性疼痛説と炎症説があり，炎症説では症状のうち発赤・熱感・腫脹・疼痛は矛盾しないが，約半数に見られる皮膚の蒼白化や発汗の異常，皮膚温低下の説明は難しい。他にも中枢説の大脳一次体性感覚野・運動野の機能再構築については幻視痛の発症機序との類似性や発症メカニズムとしての不動などに関する報告がある。

　自験例はかかりつけの内科で長期間保存治療を受けていた。その治療内容は整形外科医からみても妥当な内容であるが，再入院時の LANSS 評価[73] は 18 点と痛みの中枢性感作が疑われる状態だった。強い痛みの慢性化に伴い，不安や疼痛行動などの心理社会的な変化を起こし，CRPS の準備状態を形成していたと推測される。病状の理解と生活への協力に関わる家族全体の心理的な影響（自験例では，得体の知れない強い痛みに対して，家族もどうしたら良いのか不安を憶え，患者自身が遂行可能な家事仕事などを必要以上に手伝わざるをえず，その結果として膝関節以外の機能も低下した）を否定できず，外傷や手術後に発生し短期間で出来上がる定型的な CRPS と，長期間かけて徐々に進行する変形性膝関節症の術後に発生する CRPS では発症の機序が異なるような印象を受けた。また神経系の異常を伴わない運動制御と思われる独特な動作（痛い膝を屈伸させず，下肢全体を内旋した戯画的なロボットのように歩行する）や，立位では荷重をかけることを避け，座位で話しに興じていると痛みを忘れ，「私は病院に治療を受けに来たのではなく，（膝が悪いので）嫁に貰われてきた」など，患肢を否定的な存在として捉える言動が見られた。また健常肢の動作で感覚運動イメージを促すミラーセラピーや，運動覚イメージ法を用いたメンタルプラクティスを試みたがその効果は一時的であった。

　自覚的な腫脹・熱感は客観的所見と乖離し，（「膝が腫れて熱っぽい」と患者が訴えているが，触れてみてもそのような所見はない時，患者は偽りを述べているのではないと理解すべきだろう。かといって愁訴

を鵜呑みにして，いたずらに消炎鎮痛剤を増量したりしないで，副作用が少ない外用薬や物理療法などで対処した方が体調変動を起こしにくい)，認知機能は良好であるが難聴でコミュニケーションがとりにくく，感情や気分で説明の理解が色づけされて身体症状に投影されやすかった(感情や気分で痛みや動かしにくさの表現が増強する)。さらに病状の一部を強調し，誤った捉えかたから都合の悪い情報は記憶に残り難く（抑圧規制の可能性あり)，残ったものにも悪いイメージを付与しがちな印象も受けた。介護施設に対する強い嫌悪感は，介護サービスの利用に悪影響を及ぼし（患者は，入院前の数年間は施設へ入所している友人を，土産モノを持って見舞っていた。つまりこの患者にとって，介護施設は友人をお見舞いに行くところで，自分が利用する場所ではなかったのだろう。退院後の一時期，昼夜を問わず家族へ膝の痛みや手術結果に関する不満の電話攻勢をかけるなどの問題行動が見られた。難聴があり痛みに混乱を来している患者と，患者の普段の生活をほとんど知らない家族（生活援助は娘さん，通院介助と手術同意書などの署名・押印は息子さんが分担していた）が手術に同意したが，自分が思っていた以上に良くなったため同じ手術治療を受けることを患者に強く勧めた知人の言説が影響し，「病の説明モデル」74) に医療者側との食い違いを生じたものと思われる。

　私の治療を受ければ必ず良くなると，患者や家族に太鼓判を押す医師はいないだろう。それどころか最近の外科系医師は医療過誤のリスクを念頭に置いて，麻酔や手術の危険性をやや強調して説明する傾向にある。重篤な合併症である肺血栓塞栓症は，原因が明らかにされていないが下肢の場合，骨折手術などより人工関節置換に合併しやすい。重症になると死亡することもあるので事前の超音波検査（すでに形成されている下肢血栓の確認）や血液検査（前述のDダイマーや凝固系の検査）は，必須であるという説が大勢を占める。しかし患者自身や家族が医療関係者の時でさえ，「私とあの人には同じ変形性膝関節症でも，いろいろ違う（年齢，体力，基礎疾患や既往症など）点がある」という大切な前提条件が欠落し，人工関節手術に関する自分に都合のよい情報を信じ込み，期待に胸を膨らませて来院することがある。

患者を励まし闘病意欲を高めようとするあまり，いわゆる「背中を押す」ことを躊躇しない医師は，自分でも知らないうちに重大な陥穽に落ちる危険性がある。手術のスケジュールに気をとられ，仲間達からの（看護師・セラピスト・MSW）「先生の説明が，患者や家族に十分に伝わっていないようだ」という言葉を軽視してはならない。

【結　　語】

　N病院では年間 300 例を超える TKA 手術を行なっているが，手術症例数が増えるほど，患者さん同士の偏った口コミや，毎年刊行される「手術件数が多い病院ランキング」を盲信して来院する方も多くなっている。我々は，今回のような事態を念頭に置き，主に外来看護師で構成する「看護外来」で手術前の聞き取り（医師の説明で疾患を十分に理解し，麻酔や手術の内容を誤解していないか，さらに本当に一番困っているのは膝なのか，改修や介護サービスの利用など，他にも良い解決策は無いのか確認することに）に力を入れているが，説明の最中に疑問や不安を感じても「人工関節」や「クリティカルパス」などの専門用語が行き交い，病院のユニフォームをまとったスタッフがいかにも忙しそうに行き交う環境自体（病院の医師や看護師は忙しそうで話しかけ難い，と院外の専門職である薬剤師やケアマネなどからしばしば指摘される），患者側からの反論や疑問を制限していることに注意すべきである。

　従来，整形外科などの身体医療の分野では，医療チームの中で医師が統括的な役割を果たす一方で，生物学的な治療以外の心理社会的問題は専門職（心療内科医や MSW，ケアマネージャー）に委ねたほうが効率的・効果的であると考える傾向にあった。だからこそリハビリテーション医はスタッフのコーディネートだけでなく，こじれ始めた事態にいち早く気付き，硬直化や抑圧を解き，患者・家族の疑問や不安に答えながら，行間にただようさまざまな問題に心を配る必要がある。患者や家族の治療方針や主治医への不安・不満は，患者と体を接して働くセラピストや，辺りが静まりかえり不安や寂しさが増幅される夜勤帯の看護師に語られる。この大切な情報を，適切なタイミング

に主治医までフィードバックし，軌道修正をしやすい環境を設定することもコーディネーターとしてのリハビリテーション医に課せられた重要な役割である。

今になって思うこと

　本稿の研究対象になった女性患者さんの診断と治療について，私は論文5と7でも視点を変えて考察を加えた。

　長期の安静臥床により重篤な合併症を生じる可能性が高いため早期離床を目指す骨折の手術や，根治的な効果が期待できる初期の腫瘍患者に対する手術療法（これらの手術は寿命を左右する）とは異なり，何年もかけて徐々に進行する加齢現象「変形性関節症」に対する人工膝関節手術（機能の維持・回復を図るが寿命には直接影響しない）の目的は，除痛や動作改善，趣味や仕事への復帰，家族の介護や独居生活継続など一様ではない。

　本症例の場合は，変形性膝関節症の痛みと家族による度を越した生活介助が長引いたことが影響し，手術前からCRPSの準備状態に陥り，認知パラダイムの変化や痛みの理解の程度に中枢性感作を生じていた可能性がある。CRPSは画像変化や生物学的マーカー上昇などの疾患特異的な所見に乏しく，周辺の状況や心理変化などを丹念に確認し，CRPSであることが判明したらコメディカルや家族にもその対応を周知徹底することが重要な鍵になる。「患者さんは，痛みが強くて辛そうで実際に大変だと思います。でも，急かさず手伝い過ぎないよう注意して，良く話しを聞いてあげて下さい」

　医療という行為は予見困難な要素が多い（偶有性が高い）。科学的に優れていると証明されている（？）手術をして合併症もないのに満足しないのは患者の方がおかしいという理屈は科学的ではない。世の中には医原性（iatrogenic）と分類される疾患群がある。腎機能が著しく低下している患者さんに腎毒性が高い薬剤を投与して具合が悪くなったら病態の因果関係は明らかである。しかし，確かに治療前にはなかった症状が出現したが，治療の前からあるさまざまな要因も重なり合い絡み合い，本当は何が原因なのか皆目見当がつかない病態は，診断

も治療も困難を極める。残念なことに，事前に治療計画クリニカル・パスで想定した期間内で治療が進まない患者は，「パスからの逸脱例」あるいは単に「脱落者」として扱われ，現に病棟やリハビリ室で患者さんを指して「パス脱落」と呼ぶスタッフがいる。私は，リハビリ室を出ようとする患者に「先生，私は何から脱落したのでしょう」と聞かれ，なんと答えてよいのか困り果てたことがある。仲間内で患者を「脱落者として扱う」ことも問題であるが，病に苦しむ人を「脱落者」と呼ぶことには救いようがない精神の貧しさを感じる。

　私の周囲にいる関節外科医の中には，インプラントでもある人工関節手術は歯科にならい，保険診療を自費診療（自由診療とも言い，公的医療保険は用いず治療を受ける者が，治療を行なう者と個別に医療行為に関する契約を行なうこと）に代え，得られた収益を後進の指導とその分野の研究発展に活用すべきであるという意見がある。それはそれとして，どちらかあるいは双方の単純な「思い込みによる間違い（availability error）」が発生する可能性にも配慮しないと，手術結果が上々でも満足できない患者さんを減らすことはできない。そのためには，手術機材や方法を見直すことだけでは全く不十分で，手術前から多職種で周辺事情を良く検証し，必要ならば若手のスタッフでも「この度は，手術を中止してはどうか」と主治医に具申することを躊躇しない環境を醸成する必要がある。

第5章

退院支援における
ナラティヴ・アプローチの可能性

（N：ナラティヴとケア，No.5，2014 年，加筆修正なし）

I　はじめに

　退院支援は，アメリカ病院協会退院計画ガイドラインなどを参考に「退院後も日常のケアや医療管理を入院中と同じように受けられるよう，患者と家族が適切なプランを作成する事を支援する部門を超えたプロセス」と定義されることが多いが，心も体も身軽になって退院を迎えるためには，さまざまな工夫が必要になる。2008 年に始まったわが国の医療費適正化計画の最重要課題として在院日数の短縮が掲げられて以来，一部で本来のあり方とほど遠い，退院強制と言っても良いような退院支援が横行する時代を迎えた。厚労省の患者調査では，同年の医療機関在院日数は全国平均で 35.6 日 [75] とされる。この短い期間に病院の本来の業務である医療行為を行ないながら，入院前から存在する生活困難や家族の介護能力など，疾患そのものを凌駕するさまざまな問題点を抱えた患者や家族に対して他の医療機関や介護・福祉施設，自治体と円滑に連携し，患者と家族の自己決定や人生観を尊重した包括的な支援を行なうことは容易ではない。

　私自身のこれまでの経験を踏まえ，退院支援におけるナラティヴ・アプローチの可能性に関し考察を加えて報告する。倫理的な配慮に基づき事例に関する情報の一部に変更を加えた。

II　20 年くらい前に K 大学病院で経験した 2 事例

　私は都下の K 大学を昭和 59 年に卒業し，同大学の整形外科学教室

に入局した。当時は日本的雇用慣行が定着した安定経済成長期からバブル期に移行した時期で，当然スマホなどあるわけがないので，忙しい割にのんびりとした研修医生活を過ごすことができた。しかし入局7年目に担当した高齢脊髄損傷者を自宅へお帰しするための試みは困難を極め，私がその後も退院支援に取り組むひとつのきっかけとなった。

　脊髄損傷は最も重症の外傷であるが，これを各州で実数登録をしている米国と異なり，本邦の疫学調査はアンケートによる推計調査で，その回収率の低さから全国規模の正確なデータは存在していない。とはいえ，脊髄損傷の年間発生率は人口 100 万人に対し約 40 人程度と言われ，頚髄損傷が 70 ％を超える。東洋人は脊髄が収まる脊柱管が狭いという解剖学的な特性があるため，20 歳代を中心にしたグループと脊椎の加齢による狭窄が進行する 50 歳以上のグループが 2 峰性のピークを形成するのがわが国の脊髄損傷の特徴である [76]。

　事例Ａは，受傷時 68 歳の男性で，庭木の手入れ中に梯子から転落して頚髄を損傷，直後から完全四肢麻痺，呼吸困難，血圧低下を認めＫ大学救命センターへ搬送された。初期集中治療が終了した段階で，リハビリテーションや脊髄損傷の専門病院へ治療を依頼したところ，高齢で喀痰や褥創から多剤耐性黄色ブドウ球菌が検出され，完全損傷で手術の効果が期待できない，夜間人工呼吸器管理が必要である，などを理由に転院を断られた。MSW が打診してくれた東京近郊の専門機関に，私自身が改めて転院を依頼してみたが，得られた回答はやはり同じだった。この結果を患者さん夫妻と息子さんに報告したところ「そんなものでしょう」という冷静な返事とともに，「最初から家に帰りたいと思っていました」という患者さんの希望を聞かされ，我々医療者の理屈と患者さんのナラティヴのギャップに正直，面食らったことを覚えている。この患者さんの場合，①自営業で家族に経済的・時間的な余裕があり，自宅は持ち家なので改修が可能で，②家族が協力的なだけでなく，合併症などの医療的なトラブルが発生しても好意的に解釈してくれる，③患者さんの在宅復帰の希望が非常に強く，その

ためにはどんな苦労にも耐えるという覚悟があり，④近所に内科かかりつけ医がいて往診も可能，と在宅復帰への重要な条件が揃っていた。その後，自宅退院を目指し，繰り返す誤嚥性肺炎に胃瘻を，重度の排尿・排便障害には人工肛門と膀胱皮膚瘻を造設し，吸入器・人工呼吸器・緊急用の発電機など，当時は薬事法などのしばりが厳しかった機材を用意して，1日から10日間程度の外泊を5年間で計13回続けた。試験的にスタートしていた大学の訪問看護ステーションも協力してくれたが，自宅で夜間頻回の吸痰や合併症予防のために2時間おきの体位交換を継続するマンパワーは確保できなかった。入院6年目に自宅退院を断念してすぐに肺炎を併発し，患者さんは燃え尽きるように亡くなられた。

　気管切開を受けていた患者さんは，長いセンテンスの会話ができなかったが，30歳代半ばの私は，医療的な所見を確認する以外はろくに患者さんと話をした覚えもない。庭を良く手入れし俳句や短歌を嗜む患者さんは，寝返りをうつこともままならない体ではそっぽを向くこともできず，ずいぶん嫌な思いをされていたのではないかと，今は思う。

　最近は睡眠時無呼吸症候群 *1 の在宅ケアで，軽量のマスク式補助換気システムを多くの患者さんが，ご自身で使用している。また介護保険サービスで当たり前に利用できる経済的・人的サービスに加え，介護者の休息を目的としたレスパイト・ケア *2 も可能になった。実際，介護保険が施行された2000年以降，私が担当した同様の高齢頚髄損傷者の在宅復帰に際し，患者さんのドックを兼ねた定期的なレスパイト入院と訪問サービスの利用は，Aさんの治療経験とともに退院を大いに促進させたと感じている。しかし症例を重ねるたびに，在宅復帰を容易にしたのは，治療技術や医療機材の導入に習熟し，制度を円滑に導入できるようになったことだけが理由ではない。私自身が，脊髄

---

*1　睡眠時無呼吸症候群：無呼吸後の激しいいびき，昼間の強い眠気，熟睡感が無い，起床時の頭痛などの症状を訴え，睡眠中に頻発する無呼吸を特徴とする症候群。
*2　レスパイト・ケア：障害を持つ方の日常的なケアから，一時的に解放され介護者が心身共に充電できるように利用するシステム。

損傷という大変な危機にみまわれた患者さんとその家族がさまざまな葛藤を乗り越え，体の機能は損なわれたままでも安定した心と生活を取り戻そうと決心するまでの，声にならないメッセージに耳を傾けることの重要性を，少しは理解できるようになってきたことが影響していたのだと思う。

　後日，私がリハビリテーション医の勉強会で"高齢脊髄損傷者の問題点"と題して講演を行なった際に，作成した資料をＡさんの息子さんにお送りしたところ，「疾患としての平均的なイメージを把握することができ，治療には集学的なアプローチが必要であることもよく理解できた。しかし当事者の家族としては，同じような患者さんが全国にどれだけ沢山いても自分達はマイナーな存在である，という気持には変わりがありません」と丁寧なコメントをいただいた。私はＡさんとご家族の「他の誰でもない，私にとって」の脊髄損傷のナラティヴに，感動というより，「怖れ」と共に押し寄せる強い力を感じた。

　ルドルフ・オットーのヌミノーゼ。

　Ｋ大学で経験したもう一人の事例Ｂは，20 歳代の男性である。オートバイで直進中に対向車線を走行していた乗用車が急に右折してきたため，ほぼ正面から衝突し頚髄を損傷した。完全四肢麻痺に不全呼吸筋麻痺を合併し，長時間の座位をとることが難しかった。病院スタッフは患者さんが 20 歳代とまだ若いので，次期を逸することが無いよう近隣のリハビリテーション専門施設へ転院することを第一と提案したが，北海道出身で東京に親戚が 1 人もいない患者さんは，「何よりもまず家族のいる郷里に帰りたい」と希望した。幸い，北海道に受け入れ先の病院が見つかったが，私は書類のやり取りだけでは不十分と考え，事前に相手方の病院に出向き，医療情報を詳しく説明した上で患者さんと家族の意向をスタッフに伝え，転院の承諾をもらった。交通事故の加害者が加入していた損保会社と航空会社および東京と北海道の消防にも事情を説明，私とＫ大学の救命センター医師が添乗し，飛行機と救急車を乗り継いで約 1,000 キロ先の病院へ無事に転院することができた。飛行機の中で，客室乗務員の細やかなサービスに，日頃

無愛想な患者さんが，気管切開を受け掠れる声で謝意を述べる姿には，いたく感銘を受けた（客室乗務員には，空の上を職場と決めることで，人を安心させる内的な変化が起こるのだろうか）。その後，K大学の担当 MSW に患者さんから何回か電話があったが，障害の受容過程と思われる「怒り」や「取り引き」[77] の言葉の中に，純粋な感謝の表現を聞くことがなかった，と感じた原因は我々の側にある。その段階で私や周囲のスタッフには，患者さんや家族の多様に変動するナラティヴを認識する力が不足していたのである。

III　人工膝関節手術後に強い慢性疼痛を来した事例

「年寄り膝」とも称される変形性膝関節症は，中高年の膝の痛みの原因として最も多い疾患である。日本人では O 脚変形を伴うことが多い加齢に伴う慢性変性疾患で，診断は臨床症状に加えレントゲンの所見で確定される。おおむね 40 歳から有病率は経年的に増加し，各年代とも男性より女性の方が高い[78]。痛みなどの自覚症状がある患者数は推定で 800 万人，症状が軽くてもレントゲン検査で異常がみられる人は約 2,500 万人にのぼる。薬物療法やリハビリテーションなどの保存治療が無効な症例には，関節鏡手術や高位脛骨骨切り術以外に人工膝関節置換術が行なわれる。近年，特に 65 歳以上で日常生活動作の低下を伴うような重症の患者には人工膝関節手術（Total Knee Arthroplasty; TKA）が選択されることが多く，本邦では年間 5 万人の患者がこの手術を受けている[79]。当院では年間 300 例を超える TKA 手術を行なっており，患者さん同士の口コミで手術を希望して受診する方も少なくない。

事例 C は 70 歳代の両変形性膝関節症に罹患した女性である。かかりつけの内科医院で 4 年間，両膝痛に対し投薬や関節注射などの保存治療を受けていたが改善せず，当院で TKA を受け痛みが改善した友人の勧めで来院した。既往に高血圧，腰椎椎間板ヘルニア，難聴があるが認知機能は良好である。初診時，軽い跛行と膝前面の圧痛を認めたが，腫脹や熱感などの炎症所見は無く，膝の可動域は伸展制限 10

度，屈曲はもう一息で正座ができる程度であった。膝のレントゲン所
見では，膝蓋骨と大腿骨間の関節に優位な変形性膝関節症変化を認め
た。1人暮らしで家事動作はおおむね自立し，独歩で10分程度の外
出が可能であった。性格は几帳面で生真面目，ご主人が存命中は家族
の中心的な役割を担い，世話好きで，施設に入所した知人に自分で作
った惣菜を持参し自転車で面会に行くこともあった。膝の痛みが生じ
てから，家事や買い物などを手伝ってくれる長女に依存的になる一方
で，別居はしていても長男を家長として尊重し，大事な問題の決定は
長男に確認してから行なうことが多かった。

　長女は自分の気持ちを裏表なく素直に表現し，患者さんと口論しな
がらでも継続して生活をサポートしていたが，あまりにもエスカレー
トした母親の要求に対して，天の岩屋戸に隠れる天照大御神のように
自分の殻に閉じこもることがあった。長男は，母親に懇願されると，イ
ンフォームドコンセントなど重要な場面には登場するが，けして自ら
の意見は表明せず，患者さんや長女と争うこともなく，天照大御神・
須佐之男命と共に伊耶那岐命から生まれた月読命のような存在であっ
た。後に再入院した際に，患者さんが慢性疾患を治療中の長男のお嫁
さんに対する不満を，他の患者さん達に聞かせるように繰り返し述べ
ている姿が印象的であった。

　手術を担当するベテランの医師から患者と長男に手術とその後のリ
ハビリについて，外来看護師から14日間の入院治療計画（クリティカ
ルパス）を説明し，痛みが強い右膝のTKAを2週間後に計画した。患
者さんは，理学療法士による術前評価の際に，膝より腰の痛みを訴え，
入院時には病棟と手術室の看護師に「緊張して死ぬほど怖い」と述べ
ていた。予定通り手術は終了し，術後10日目には鎮痛剤の定期内服
が不要になり，17日目に歩行器で歩行が可能なレベルまで回復して独
り暮らしの自宅へ退院した。その頃，新潟は寒さが最も厳しい時期で
あったが，自宅だけでなく退院直後から利用したデイサービスでも転
倒を心配し，特別に用意してもらったベッドで臥床していることが多
かったようだ。

　4週後，患肢に触れると体を捩るほどの激痛 allodynia[*3] を訴え，C

さんが長女に付き添われ救急外来を受診した。右下腿から足部にかけびまん性の腫脹と発赤がみられたが，TKA の重篤な合併症である手術創の感染を疑わせる炎症反応や，肺血栓塞栓症を疑わせる臨床症状や検査データの異常はなく，退院後の不動が影響した複合性局所疼痛症候群（complex regional pain syndrome；CRPS）と診断した。55 日間にわたり入院保存治療を行なったが，退院時も疼痛や膝関節可動域，歩行能力は手術前の水準まで回復しなかった。

　Silas Weir Mitchell が1864 年に causalgia という名称を与えた CRPS の病態は，150 年たった今でも十分に解明されていない。CRPS は外傷や神経損傷の後，激しい疼痛とともに浮腫や皮膚変化，骨や筋肉の萎縮，関節可動域制限などが遷延する症候群で，きっかけとなる"有害事象"か"不動"が存在する type1 と，"神経損傷"による type 2 がある。整形外科で CRPS と診断されている患者を，精神科では身体表現性障害圏にあると診断する可能性を示す説もある[80]。患者，時には身近な家族と会話している時にさえ，痛みや腫脹などの症状には強くこだわるが，歩行・家事などの能力低下を無視し，発症や症状増悪のきっかけとは考えにくいようなエピソードを繰り返して，話しが堂々巡りになることがある。CRPS の患者は，C さんのように生真面目で融通が利かない方が多いような印象も受けるが，気分の変化はさまざまで疾患による二次的な影響も否定できない。自験例では厚労省 CRPS 判定指標[81] のうち自覚症状 3 項目とこれらに加え発汗の異常など他覚所見 4 項目を認めた。住谷によれば，CRPS の末梢性病態として神経障害性疼痛説と炎症説があり，中枢説としての大脳一次体性感覚野・運動野の機能再構築については幻視痛の発症機序との類似性や発症メカニズムとしての不動などに関する報告がある[82]。

　自験例は内科で長期間保存治療を受けていた。再入院時の LANSS 評価[83] は 18 点と痛みの中枢性感作が疑われる状態で，慢性化に伴い不安や疼痛行動などの心理社会的な変化を起こし CRPS の準備状態を形成していたと推測される。前述のような，外傷や手術後に短期間で発

*3　allodynia：通常では痛覚刺激にならないような触刺激によって疼痛が生じる状態。

生する定型的なものと，手術に至るまでの罹病期間が非常に長く，家族関係の精神力動的な影響により患者自身の病いに対する理解に変更が加わることもある変形性関節症に伴う CRPS では，発症の機序が異なるような印象を受ける。また膝を伸展したままでロボットのように歩行するような，神経系の異常を伴わない運動制御と思われる独特な動作や，立位では痛みが生じる前に荷重を避け，座位で痛みを忘れ話しに興じる場面が見られた。「（下肢が悪いので）病院に貰われてきた」など患肢を否定的に捉える言動も見られ，健常肢の動作で感覚運動イメージを促すミラーセラピーや運動覚イメージ法を用いたメンタルプラクティスの効果も一時的であった。

　自覚的な腫脹・熱感のイメージは，あたかも摂食障害の患者のように客観的所見と乖離，認知面は良好であるが，感情や気分で説明の理解が色づけされて痛みの程度が変動した。病状の一部を強調し，誤った捉えかたから都合の悪い情報は記憶に残り難く，「介護施設は友人を見舞いに行く場所で，自分が利用する場所ではない」という固定された観念は，介護サービス利用に悪影響を及ぼした。再入院期間中，長女・長男・作業療法士と理学療法士・ケアマネに同席してもらいながら，繰り返し病状説明を行ない，担当者会議で配食サービスやデイサービスの計画を立て 2 カ月目に自宅退院を迎えた。退院後しばらくの間，デイサービスを拒否し，昼夜を問わず家族へ電話攻勢をかけるなどの問題行動が見られた。「いずれは施設への入所も考えましょう」と提案したが，C さんが希望していないことは無理に勧められないと，長男は手続きを先延ばしにした。

　C さんの場合，難聴があり痛みに混乱を来した患者と，患者の普段の生活を知らない家族が手術に同意したが，期待していた以上の治療効果が得られた友人の言説も影響し「病いの説明モデル」に医療者側との食い違いを生じたものと思われる。

　Catolyn M. Clark は自らの TKA の経験を例に挙げ，「治療的介入は，主観的，道徳的，社会的な逆境に直面した人の，回復のナラティヴをともに構成する事を意味する。混沌とした生活に調和と一定の筋道を作り出すナラティヴを育む過程である」と述べている[84]。我々は，C

さんのような事態を念頭に置き，外来看護師が手術予定の患者さんに対し，看護外来で手術前に心配な点を確認することに力を入れているが，疑問や不安を感じてもTKAやクリティカルパスなどの専門用語が日常的に行き交う病院の環境自体，患者側の発言を制限しているのかもしれない。従来，チーム医療の中で医師は統括的な役割を果たし，生物学的な治療以外の心理社会的問題は医療ソーシャルワーカーなどの専門職に委ねたほうが効率的・効果的であると考えられる傾向にあった。私のようなリハ医はスタッフをコーディネートするだけでなく事態の硬直化や抑圧を解き，患者・家族の疑問や不安に答えるようにスタッフへ働きかけるべきなのであろう。

　退院後，私は月に1度の外来で1年近くひたすらCさんのお話しを聞き続けた。理学療法士の根気よい努力にも関わらず膝関節の可動域はほとんど改善していないが，投薬内容を大きく変えたわけではないのに，歩行の安定性・耐久性は徐々に向上し，歩行器から杖歩行が可能になり近所の買い物に出かけるようになった。痛みは軽快し，デイサービスと家事援助を受けながらCさんは現在も独り暮らしを続けている。曾孫さんが生まれ心の葛藤は幾分，良くなったようだが，治療の何が効果的だったのか不明である。二次的なものであったとしても心理的な因子が身体面の症状と相関している場合，「痛みなどの身体症状を無理に抑え込まずにありのままの自分で生きてみる」ことが，言うは易く行なうは難いが慢性疼痛のひとつの対処法になるのかもしれない。

IV　医師としての立場ではなく，私が考える退院支援とは

　私が現在勤務している病院は，JR新潟駅の南5kmに位置する66床の整形外科単科病院である。入院患者の大半が，手術治療を行なう変形性膝関節症と脊椎圧迫骨折や大腿骨近位部骨折などの高齢者で，認知症を合併する方も少なくないが，急性期病棟の施設基準を維持するために，病院全体の平均在院日数は20日以内を目標にしている。私が担当している脊椎圧迫骨折や骨盤骨折の保存治療例や術後のリハビリテーションを受ける患者さんには，検査結果と看護・リハの評価が

揃い次第，ケースカンファレンスを行なっている。次に，２週間目までに病状説明の時間を 30％，患者さんと家族の希望や入院前から抱えていた介護や生活面の問題について伺う時間を 70％くらいに考えインフォームドコンセントを行なう。その後，リハ見学や退院前訪問指導，最近はケアマネや家族を交えたサービス担当者会議をへて退院を迎えることになるが，これらの流れを円滑にするためのプロセス全体を退院支援と考えている。

　2009 年 11 月から，１枚の情報共有シートに介護・制度の利用状況，ADL・認知機能評価，転倒リスクとその対策，看護・リハの経過と病状説明の内容を記載し，スタッフ間で情報を速やかに共有できるよう心掛けている。このシートには，全員で記載するため責任が希薄になる傾向があるようで，記載・確認・修正の遅れや入院前の生活情報を持つケアマネからの情報収集不足などの問題点がある。MSW や看護師長が主導する専任の退院支援チームに比べ，拙速で至らない点は多いが，病院ぐるみ全員参加型の退院支援の基本は，スタッフと患者さん達の熱意に支えられ徐々に定着してきた。

　では，私自身が目指す退院支援とは何か。

　近年，退院支援に関する書籍が沢山刊行されているが，多くの場合「ハイリスクグループの抽出」や「スクリーニング」が推奨され，診療報酬を算定する際にもスクリーニングは必須の手続きとされている。しかし，例えば ADL の排泄という点に注目しても，「カテーテル留置」という同じ自立度が，排尿機能の改善か合併症予防を第一と考えるのか，あるいはカテーテルを留置した生活を患者さん自身がどう感じているか，個人によって退院を阻害もするし促進もする理由になる。事例 A の息子さんが私にくれた「自分達はマイナーな存在である」というメッセージにも明らかなように，医療者が提示するエビデンスは，どんなに大きな母集団（ n ）から得られた平均値であっても，個々の患者さんにとって参考程度のもので，「他の誰でもない，私にとって」の現実こそ重要なのである。

　これまでの経験から，退院難渋を来しやすい疾患を限定したり，経

過中の ADL を指標に予測することは難しいというのが私の印象である。むしろ国際生活機能分類 ICF の「参加，活動，背景因子」[13] などの個別的分析が必要になるが，限られた入院期間内に医療者側の尺度でこれを行なうことは現実的ではなく，こじつけやおしつけになる可能性がある。つまり，できるにこしたことは無いがスクリーニングによるハイリスクグループの抽出は，できないというのが，私の現段階での結論である。

　退院支援においては，医療者は検査データや評価の説明に始まり治療方法の選択に至る最新・最良のエビデンスを示す一方で，患者さんと家族の入院前の生活や希望と，疾病や機能障害を抱えた現状とのギャップについて共に考え，できればケアマネージャーなど維持期スタッフも交えて意見のすり合わせを行なう方が現実的である。この際に，自分自身の人生を主体的に生きることを願う患者と真に協力的な関係を作ろうとするならば，医療者は患者を単なる情報聴取や治療行為の対象とせず，患者さんや家族の役割と対処行動を可能な限り容認することが求められる[86]。どこまで容認するか，線を引く際にも医学的な判断だけを根拠にしてはならない。患者さんと家族のナラティヴを良く聞き，共に何度でも軌道修正を行なう必要がある。人間同士の対等な信頼関係や言葉のやり取りは大切で，「脱水の患者さんに補液をしたら，残念ながら心不全になってしまった」ということを「患者に水をいれたら，肺がバシャバシャになった」などと，これまでの医療者にありがちだった，配慮を欠く冷たい表現の仕方は，けして許されない。

　認知面や言語の機能低下のため対話そのものが成立し難い場合と異なり，医療者の理屈が優位になり患者や家族に耳を貸そうとしない時や，専門的理論や用語が患者に反論し難い環境を作る場合，対話を困難にする原因は医療者にある。最近，20 歳代の女性の患者さんが，適応障害による転落事故が原因で多発外傷を負い N 救命センターへ搬送された。当院へ転院を依頼された時点で，精神科診療が可能な病院への転院を提案したが，医療圏内には整形外科と精神科で併診しながらリハビリを行なえる施設が少ないため，私が患者さんを往診に行き，家族とも面談した上で整形外科単科の当院で対応したことがある。既往

歴や家族背景の情報が正確であるほど，それ自体が修正困難なドミナント・ストーリになり，患者さんにとって必要な連携を阻害することがある。この女性は非常に寡黙な患者さんであったが，体調が回復し退院の準備が進むうち，受傷に至る経緯を語るようになり，杖歩行で自宅へ退院する頃には，趣味の話しもしてくれるようになった。寡黙な患者さんは，全てが対話を拒んでいるわけではなく，対話を拒んでいるように見える患者さんの中にも対話を希求してやまない方がいるのではないか。また発症から時間が短い場合，受容のステージや家族関係が影響し患者さんや家族に，猛烈な反発を食らうこともある。そのような場合は，退院までに可能な支援に限定する割り切り方も必要になる。

　最近の高齢者には，何かあった場合でも子どもや配偶者をあてにしないと言う方が少なくない。あてにしたくとも家族自身が病身であったり，すでに亡くなっている場合もある。知人などの非血縁者の支援で退院準備を行なう場合や，子どもにネグレクトをされてもそのお嫁さんに献身的な介護を受ける方もあり，家族への働きかけには多様性が求められている。高齢者の中には「担当の先生には，痛い，困った，大変だ，などと言ってはいけない」と他の患者さんをたしなめる方もいらっしゃるので注意が必要である。

　入院前後の患者・家族の生活や，次の患者さんに課題を継承し支援の精度を向上させようとする医療者の態度など縦断的な側面と，家族関係や院内外のチームワークなど横断的側面を，想像力を持ちながら俯瞰することで患者にとって「他の誰でもない，私自身」に対する責任のある退院支援は遂行される。加えて，介護に当たる家族へのレスパイトケアやマンパワー確保という，即効性があり現実的な配慮を忘れてはならない。

　具体的な事例として提示できなかったが，退院支援など医療に関わるナラティヴが行き過ぎると弊害を生じることがある。受容の初期段階にある患者のナラティヴなどは，実際の経験と異なる防衛的な補償機能であると考えることができれば，退院支援におけるナラティヴの可能性は，さらに広がるであろう。

V　最後に

　退院支援の根本は人助けであり，冒頭で述べたような，まず診療報酬ありきの小手先の手法ではない。熱意をもって臨むほど消耗することもあるが，自身の全存在をかける覚悟と，独りよがりにならない他者への配慮を伴う退院支援には，それ自体に患者と家族へ働き掛ける治療的な意味がある，という信念を私は持ち続けたい。

第6章

TKA の術語満足度向上を目指した包括的患者サポートシステムおよび退院支援におけるナラティヴ・アプローチの紹介と考察

（日本人工関節学会誌，Vol.44，2014 年に加筆修正）

【はじめに】

　当院（前述の論文1〜5と同じN病院，7・8も同様）は JR 新潟駅の南5kmに位置する急性期66床の整形外科単科病院である。高齢者外傷と下肢関節外科専門医療を目指す一方，医療界を席巻する在院日数短縮や病床稼働率向上の動きに患者・家族が取り残され，治療結果に不満を覚えることが無いようにと願うスタッフの思いは強い。その対策として行ってきた人工膝関節置換術（Total Knee Arthroplasty；以下 TKA）患者に対する包括的サポートシステムと退院支援の成果を検証する中でいくつかの問題点が浮かび上がってきた。

【目　　的】

　上記システムの概略を紹介し，TKA 術後満足度向上に関する考察を行う。

【対象と方法】

　2012 年度の年間手術件数 942 例のうち，TKA は 234 例 300 膝（66人は両膝に手術を行なったので 300 膝と関節外科領域では数えるが，2020 年の今にして思えば「○例」はともかく「○膝」の向こうには

147

患者の人格や生活は全く見えてこない）であった。当院では 2011 年から患者・家族の生活や健康に関する悩みに，看護部長と外来師長が対応する看護相談と，看護師・薬剤師・栄養士・理学療法士・健康運動指導士が変形性膝関節症（以下，膝 OA）患者に対し疾患総論の説明に始まり，市販されているサプリメントや調味料，食事と栄養バランス，姿勢パターンと日常生活動作の注意点やトレーニング方法，体格補正の重要性などについて集団指導を行なう「ひざ教室」を実施してきた。手術が決定した患者には医師の麻酔と手術に関するインフォームド・コンセント後に「看護外来」を行ない，入院手術から退院までの流れを再度説明，患者・家族から得られた生活情報を医師・病棟看護師・リハ・MSW にフィードバックする。退院が難渋しそうな患者には入院予約の段階から退院支援に着手，退院後も安心して生活するための情報提供と，同じ手術を受けた患者相互やスタッフの交流を図る場として「人工関節友の会」への参加を呼び掛けている。

【結果と考察】

　教育学者のクラークは自身が TKA 患者になった時の経験から，「治療的介入は，主観的・道徳的・社会的な逆境に直面した人の回復の物語をともに構成する事を意味し，混沌とした生活に調和と一定の筋道を作り出す（新たな）物語を育む過程である」[87] と述べている。　患者が TKA を希望して当院を受診するきっかけは，かかりつけ医からの紹介，病院 HP やランキング本に掲載された情報，当院で手術を受けた知人の勧めなどさまざまである。手術の目的は，傷んだ膝の除痛，仕事やスポーツ現場への復帰だけでなく，独り暮らしの継続や家族の介護など，現代社会で高齢者と家族が直面する「逆境」への対応と理解できるものもある。

　（その頃，受診されたきっかけを聞くと，独り暮らしの親御さんの家に，久しぶりに帰省したお子さんが変わり果てた家の様子を見て驚き，その理由を尋ねると「この膝が痛くて」という解答があった。早速，家族が「膝の痛み解決」をキーワードに検索すると，住宅の改修や介護・家事サービスの案内より先に目にするのは，高額のサプリメ

ントや健康器具とならび TKA の実績を誇る病院の「口コミ」ということが少なくありません。この「口コミ」には我々医療者側もいろいろ問題意識を感じているところです。）

　看護相談では TKA を受けたくとも受けられない経済的な事情や，患者自身が介護者であることから生じるさまざまな制約，独り暮らしの寂しさ，高名な医師を訪ねた病院で患者の都合を聞かずに手術が決定され，「この際なので反対側の膝の手術もお願いしたい」と依頼したら，「そんなスケジュールは組めない」と初対面の医師に叱責されたと語る患者がいた。

　（2020 年の現在でも両膝とも傷んでいる人は，麻酔と手術の侵襲が少ないので片側の TKA を実施して，膝局所と全身の状態が落ち着いたら残る側の TKA をするという考え方と，歩行姿勢などを早期から修正できるので両側 TKA を同じ日に実施する考え方がある。）

　認知機能や言語機能が低下し，対話そのものが成立し難い場合と異なり，医療者の理屈が優位になり患者や家族に耳を貸そうとしない時や，専門的な理論や用語が患者に反論し難い環境を作る場合，対話を困難にしている原因は医療者側にある。実際に，他院で同じ TKA 手術を受ける予定だった患者夫妻が他の複数の患者と家族が集合する部屋で説明会を受け，一度に理解するのは難しいだろうからと言われ CD（外来診療の様子，手術，リハビリの場面の動画）を渡されたが，心配になり私の外来を訪れた高齢のご夫妻がいた。とにかく説明の情報量が多くて，何をどうしたら良いのか見当もつかないと言うことなので，まずは当院の「ひざ教室」に来ていただいて，その上で前医に連絡して外来受診の予約を取り直してもらったことがある。

　TKA は骨折の手術などと異なり，患者が痛みを感じるようになってから医療機関を受診するまで数カ月～年単位の時間がある。当然，この頃から程度の差はあるが，ほとんどすべての患者に迷いや疑問が生じる。「すべて先生にお任せします」と担当医に明言していた患者と家族が「看護外来」で，「看護師の顔を見て，話しも聞いてもらい初めて安心できた」と言うことは多い。この安心感がうまれたところから，患者の家庭や地域での役割，家族構成や現実的な協力体制，病状や治

療を患者がどのように理解しているのかを患者自身の言葉で確認することができ，患者・家族も治療の目標を定め易くなる。また，「ひざ教室」では，膝だけでなく生活や環境の問題点を正しく理解してもらうことで，患者自身が治療に主体的に参加すると云う意識を深めることができた。定量的な効果判定は難しいが，看護外来とひざ教室という2つのプロセスでTKA治療が，より円滑に進むようになったと言うのが現場の実感である。

　理論物理学者で哲学者のヴァイスゼッカーの言葉を引用し，心理臨床家の皆藤は「患者は人格的な癒し，すなわち医師や他の医療従事者達が，患者に向き合い人間的な対話をしてほしいと願う」[88]と述べ，医療者の人格的役割の重要性を強調している[89]。精神科医の神田橋は身体と脳の活動によって生まれた「こころの移ろう影；ファントム」を想定し，病む側の身体が治療を受ける中核で，そのファントムも治療者の身体とファントムも，病む側の身体に奉仕するのが正しいあり方であるとしている。病む側と治療者の体とファントムの統合が円滑なほど治療者はゆがみのない機能を発揮できる[90]。またユング派の心理学者グッケンビュールは，心の構造として，言語で表現し具体的なイメージを想定できる意識下にある無意識の中には，集合的無意識のひとつである「治療者元型」があると論じ，治療者が自分自身を「健康で病むところの無い者」と決め付けずに，「自分の中にある患者」を意識することの重要性を強調している[91]。

　医療スタッフが患者の作り上げた「変形性膝関節症とTKAに対する説明モデルと対処行動」を全面的に否定せず容認できる部分は容認する態度も重要で，患者の「病の語り」は，個人的経験のみならず，苦難を耐え忍ぶ共有された行動パターンである集合的経験，時代や地域において広まっている疾患のイメージなどの文化的表象をも含み「3点測量的」[92]に理解する必要がある。医療者に「レントゲンや検査から，あなたがそこまで痛みを訴える理由がわからない」と言われれば身もふたもないが，「あなたは膝の痛みでお困りなのですね」と始めれば，患者と手を携えて真の解決に向かう可能性を感じる。奈良の興福寺には，猿沢の池と呼ばれる池のほとりで手を打つという同じ行為に

対し，「茶屋の女性は客からの注文の声と思いとはいと返事をし，池の畔にいた鳥は鉄砲の音かと逃げ，鯉は餌を求めて集まり来る」という大乗唯識論の「一水四見」を分かりやすく解説した歌が伝わっている。立場と価値観が変われば，自ずと理解や認識が変わると言うわけだが，患者の成育歴や思考パターン，周囲の言説の影響が TKA という同一の医療行為とその結果に対する認識に力動的に作用するのは当然である。

　TKA に限らず事前に定式化した治療計画の期間内で退院が難渋しそうな例を患者属性や病状，ADL から判断することは難しい。むしろ国際生活機能分類 ICF の「参加」や「背景因子」に関する情報の個別的な分析が必要になるが，時々刻々と変化する患者の生活能力を評価することは不可能である。それに対し，手術やリハビリに関する一般的なエビデンスを提示しながら，患者と家族の入院前の生活や希望と現状のギャップをともに語り直す，対話に基づくナラティヴ・アプローチは医療者にとっても現実的な方法である。物語は，具体的な出来事などの時系列の語り，あるいは語る行為とされるが [93]，物語を個別性や関係性を排除した科学的セオリーと補完的に機能させるためには，虚心坦懐に耳を傾けるだけでなくそれを尊重し，問題解決の行動に移す必要がある。物語は，エビデンスを患者の意向や医療者側の臨床能力と統合する上で不可欠な要素で，医師の判断の不一致や患者の価値観も尊重すべきだろう [94]。過剰な物語は「騙り」に通じ，信憑性に欠ける時は部分的な活用を推奨するという意見や，物語に振り回され，自分に好都合な理解に飛びついてしまうと全体を見失う [95] とする考えがある。患者の物語は実際の経験と異なる，ある種の防衛的な補償機能 [96] であることも忘れてはならない。これまで開催した「人工関節友の会」での患者・家族からの発言や，アンケートに対する回答では，ありがたいことに当院の TKA 治療に大変満足しているという意見が大半を占めていた。しかし患者や家族の中には，リハビリ室で奮闘する他の患者さんを「手術をしてくれた医師には痛い・困った・大変だ，などと言ってはいけない」とたしなめる方もいるので，アンケートの結果を額面通りに受け止めることはできない。これはいまだ対等ではない「治療者と患者の間の関係性」がなせる業であろう。

【結　語】

　退院支援の成果や術後満足度を量的に評価しようと試みても，対象の無作為比較検討やコード化は難しく，質的研究では限られた範囲の情報提示に倫理的な問題を生じる危険性がある。いずれにしても医療者立脚型の評価には，成績不良例の現実から医療者の目を遠ざける危険性がある。我々の調査で，家族の強い勧めに従い TKA を受けて ADL が向上し一人暮らしを継続できるようになった複数の患者たちが，「膝は明らかに良くなったが，寂しいまま過ごす独りの時間はさらに長くなった」と述べていたのは印象的であった。

　心理学者の河合は，「近代は人間が死をなるべく考えないで生きた珍しい時代だった。それは科学・技術の発展によって人間の生きる可能性が急に拡大したからである。その中で科学・技術の発展に乗っていても，人間はそう幸福にはなれるわけではない，と改めて実感されるようになった」[97] と指摘している。言語・意識化できる心配ごとには制度や環境調整で対応可能なこともあるが，言語化し難い「老・病・死に由来する不安」には医療者はどうアプローチすべきなのか。「老い」を必要以上に否定的に捉え，不安をあおりたて経済活動に結び付けようと云う，昨今の社会のあり方には大いに問題がある。「老い」は全ての人に平等に訪れ，年の重ね方には良いも悪いもないことを医療者が認識したうえで，患者や家族ひとりひとりに対し適切な目標を提示するべきであろう。

　斎藤は，臨床は時間的な流れを持ち，個別性が尊重され，体験や行動が状況や文脈によって異なる意味づけをなされる現場であると述べている[98]。高齢者を対象とする医療科学の研究には，周辺要素との関係性を排除することを前提とした「没主観的」な従来の科学のパラダイムとは異なる，個別的で患者と治療者にとって意味のある周囲との関係性を重視した「間主観的」な普遍性の意味を理解する必要がある。

今になって思うこと
　私が勤務していたN病院で，院内外のさまざまな抵抗に遭いながら，

上記の「ひざ教室」,「看護外来」,「退院支援」,「患者友の会」を軌道に乗せてくれたのは, 当研究会の世話人でもある若槻宏子さん率いる看護部であった。そして,「医療は患者さん中心であるべき」という強い願いを持つ仲間達は, 看護部以外にも沢山いることがわかった。医師は気が利かない人が多いが行動力はあるので, このような取り組みに協力するよう遠慮せずに声をかけて欲しいと私は思う。我々から見れば順調な経過なのに,「こんなことになるなら手術を受けなければ良かった」という患者さんは今もあとを絶たない。その理由を知らないのは医師だけでした, というのは実に悲しい話である。医療者にもそれなりに苦労はあるが, 我々が考えている以上に患者さんやご家族はいろいろなことを悩み苦しんでいると言うことを改めて知るべきだろう。

第7章

膝術後 CRPS への
共視的ナラティヴ・アプローチ
（人工関節学会誌，Vol.45，2015 年を加筆修正）

【目　　的】

　膝部の骨折と TKA（人工膝関節置換）術後に発生した CRPS（複合性局所疼痛症候群）の 2 症例に対し，共視的にナラティヴ・アプローチを行い CRPS が治癒したと思われたので若干の考察を加え報告する。なお症例 B は，第 43 回と第 44 回の本学会で報告し同学会誌 43 巻（2013 年）と 44 巻（2014 年）に投稿した症例であるが，「CRPS に対する薬物療法や運動器に対する通常のリハビリテーション以外の保存治療」とは異なる観点から改めて検討を行なった。この研究には商業的利益相反事項はない。倫理的観点から個人情報の一部を変更した。

【症例と経過】

　［症例 A］60 代，女性歯科衛生士。200X 年に転倒して左膝蓋骨を骨折，同日当院へ入院した。既往に鎮痛剤に対する薬疹があることは患者自身から文書で申告されていた。入院 5 日後に骨接合手術を行ない，翌日から全荷重歩行と膝 ROM（関節可動域）訓練を開始，手術部の痛みを残していたが術後 18 日で自宅へ退院した。5 カ月で骨癒合は完成したものの膝 ROM（関節可動域；Range of motion）は 0/70（膝をまっすぐに伸展できるが，屈曲は 70 度まで）にとどまり，単純レントゲンで骨全体の骨萎縮（骨は不動や，体重を適切にかけない非過重の状態が続くと萎縮する）を認めた。9 カ月目に抜釘と関節授動術（骨折を固定するために使った金属類を抜去し，痛みを抑制できる

麻酔下に充分に関節を屈曲伸展させて可動域を確保すること）を行った際，脛骨粗面が剥離し内固定を追加した。（膝のお皿の下にある靭帯が下腿骨に付着する場所が剥がれたため，新たに固定し直した）患者は，術後に自ら既往歴として申告していたものと同系統の鎮痛剤を処方され薬疹を生じ，主治医に退院日の希望が伝わらなかったことに不満を述べながら，多忙な職場に復帰するため術後14日で退院した。12点以上で疼痛の中枢性感作が疑われるLANSS Pain Scale[73]は17点であった。痛みが慢性化すると不安や情動変化を来すことは珍しくない。LANSSはその簡易指標である。

　再手術の1カ月後に私が初診した時，左膝以遠（註；下腿から足に至る部分）に強い疼痛・浮腫・熱感があり，膝伸展位のまま股関節を内旋したぎこちない歩容を呈した。骨折部だけの問題であれば下腿・足首・足に至るまで強い疼痛・腫脹・熱感を生じることは稀で，股関節を内旋したぎこちない歩行は認めない。痛みを予測して少ない出力と単純な動作で過重し，重心移動をしようとするための防衛的な動作と思われる。CRPS type I（神経損傷はなく，骨折や骨折の手術という痛みのきっかけがあるのがタイプ1で，末梢神経の損傷があるのがタイプ2）と診断し，月1回の外来診療を開始した。2カ月で剥離した脛骨粗面は癒合し，膝以遠の発赤・浮腫・疼痛は改善傾向を示した。1年7カ月で膝痛は完全に消失し，120°屈曲が可能になりCRPSは治癒した。

　6カ月後にたまたま同側の脛骨顆部を骨折し，他院で1カ月の外固定を受け来院した。何故か患者は「先生，またやっちゃった」と苦笑していた。幸いなことに，CRPSの再燃は無く，骨折は6カ月で順調に治癒して忙しい仕事の合間にスポーツクラブに通うこともできる水準まで回復した。

　［症例B］70代，独り暮らしの主婦。かかりつけ内科医で4年間にわたり両変形性膝関節症と腰痛の保存治療を受けていたが改善せず，当院でTKAを受け経過がよい知人に勧められ，200Y年に来院した。既往に難聴と高血圧がある。膝痛はあるがROM制限はわずかで家事も可能であった。痛みが強い右膝のTKAを行ない，術後17日で膝痛は

自制内になり，歩行器で自宅へ退院した。 4 週間後，右下肢全体の激痛を訴え救急外来を受診した時には，右膝以遠に腫脹・発赤がみられた。TKA の合併症である肺血栓塞栓症と手術創の深部感染の所見はなく，CRPS type I と診断し 2 カ月間入院保存治療を行なった。退院時も膝の痛みと ROM 制限は残存し，LANSS Pain Scale は 18 点で歩行能力は術前の状態まで回復していなかった。月 1 回の外来診療を 1 年間続け，膝 ROM と下肢の筋力はほとんど改善しなかったが，痛みはほぼ消失し杖で外出ができるようになり約 3 年経過した現在も独居生活を続けている。

　使用した鎮痛剤は，2 例とも副作用が少ない Neurotropin tab. 4 錠／日の内服のみで，神経ブロックなどは行なわなかった。（この薬剤は，兎にある種のウイルスを接種した際に分泌される成分からなる。痛みの中枢性の抑制経路を賦活化させ，通常の痛み止めに多い消化器の不快感や腎臓の負担がない。すぐに効かないが安全性が富むのも特徴で 4 錠／日は成人の普通の使用量として 2020 年でも広く使われている。）

【考　　察】

　これまで私は，患者に自分自身の体に生じている変化を理解してもらうことが CRPS 治療の第一歩と考え，身近な比喩を用いながら患者に説明をおこなってきた。医療関係者の症例 A には CRPS の病態や疫学だけでなく，「ここで火事が起きても鎮火すれば問題はないが，今のあなたの膝は鎮火後もスプリンクラーから放水が止まらなくなったような状態です。膝を少しずつ使うことで，火は無事に消えていると自分の体にサインを送り続け，火災報知器を止めることが大切です」と説明した。しかしあとで確認してみると，患者はその説明の内容はほとんど憶えておらず，自分の体に生じた変化を 1 時間かけて私に伝えた事実のほうが印象に残っていると述べていた。心理的なセラピーの場では「論理的説明は，それがいくら正しくてもクライエントの心に残らないことが往々にしてある」と指摘し，傾聴する行為自体が重要であると森岡[99] は述べている。稲垣[100] は，Egbert[101] の「術前に患者を訪問し，術後の痛みは誰にとっても起こりうる出来事で順調に回

復へ向かい始める兆候であると伝え，楽な姿勢をとり，咳をする時には腹部を押さえるという，患者自身が行ないうる選択を提示することで事態を調整改善でき，鎮痛剤の使用量を大幅に減らすことができた」という報告を引用して，物語の効用として患者の体内で起こる生化学反応への間接的影響をあげている。患者に痛みへの対処行動と自己認識を与えることが事前の予測枠となって不用意なパニックを避け，不安や恐怖といった感情の動きを抑制することの合理性が示唆される考え方である。

　症例Aの場合，自己申告をした段階で予見できたはずの薬疹が発生し，希望の退院時期が主治医に伝わらないなど，医療者間のコミュニケーション不足から不信感や孤立感がつのり，良好なラポール（Rapport；治療同盟）形成が阻害された可能性がある。2症例が申し合わせたように，「言葉では言い尽くせないほど激烈な痛み」と表現した「allodynia（CRPS に特徴的な『異痛症』；通常の痛みを生じさせる刺激が無い条件下で強い痛みを生じる。多くの患者は，誰にどう伝えても分かってもらえない痛みと表現する）」という経験を通し，患者の生の身体を潜り抜けた表現は，我々医療者の個別性や一回性を排除しようとする概念的応答より患者にとっては文字通り「身をもって」得心できるのであろう。私は，2回目の CRPS に罹患した患者には会ったことは無いが，2回目には CRPS に全くならなかった患者を，Aさん以外にも経験しており，この激烈な痛みと患肢の著しい機能障害・自律神経過反射に，心身の相関が重要な役割を果たしているような印象を持っている。Aさんが2度目の骨折（正確には3度目）で来院した際の「先生，またやっちゃった」とは，Egbert が指摘したように，「あれだけ大変な思いをしたので気をつけていたけれど，また同じ脚を骨折した。でも，今回は自分の体に何が起こるか予測できるので大丈夫」ということなのだと思った。

　北山[102]は2万点に及ぶ浮世絵を検証し，花火や蝶々などの儚く移ろいやすい対象を眺める母と子どもの間で繰り広げられる内外の交流を，「共視」（Viewing together）と呼んだ。「共視」は多くを語らず，空気を読むことを重視する本邦において，視覚で捉え言葉で伝えるこ

とが可能な外的・言語的な情報のみならず，痛みやそれに伴う心理社会的行動変化という内的・非言語的情報を知る上で重要な手立てとなる[103]。やまだ[104, 105]は並ぶ関係の表象を含む三項関係と共存的語り「かさねの語り」の重要性を強調し，「かさね」は十二単のように僅かなずれや変異を含む繰り返しによる時間的・空間的変化や推移が含まれていることが重要であると述べている。症例Aの場合，他者である私がCRPSから治癒するまでの過程を共に眼差したことにより，後に脛骨顆部を骨折して典型的な不動であるギプス固定を受けてもCRPSを発症しないという認知パラダイム（物事のとらえ方，気の持ちよう）の変化を患者にもたらした可能性がある。症例Bには重度の難聴があり外来診察室での複雑な会話は成立しなかったが，1年間にわたり患者がかさねた「痛みの語り」の中に少しずつ生じたずれや変異を共視する相手（私）がいたことがCRPS治癒につながる患者Aと同様の内的なムーブメントをもたらすきっかけになったのかもしれない。「またいつもの話」と医療者に思わせる患者の発言がいつの間にか変化していることに気付いた時，物語は大団円を迎える。「共視」と「かさね語り」の存在を客観的かつ合理的に証明する手立てはない。だからこそ患者にとって価値がある概念とも言える。

【結　語】

　整形外科のナラティヴ・アプローチでは，専用の面談室はもちろんのこと心理学や精神分析の高度な知識は必須ではなく，斯くあるべしという定式プロトコールもない。むしろ患者と同じ，特別ではない人があなたの話を聞きたいと思っていることを，それとなく伝えるところから始める方が良い結果をもたらすような気さえする。患者の語りはカタルシス（Catharsis；浄化）として機能する一方で防衛的な側面もあり，医療者の判断をゆがめることがある。しかし治療の妨げにならなければ，患者の空想の産物とも言える心的現実[106]に目くじらを立てずに付き合うことが大事である。

　ナラティヴ・アプローチを，心理的援助から一歩進めてセラピー的に機能させるためには，ナラティヴ（Narrative）を単に物語あるいは

それを語る行為に限定せず，経験を時系列に組織化して意味づける意味の行為（Acts of meaning）[107] として理解するべきであろう。その際に医療者が求められるのは，患者の病いにより変容した生活世界を患者目線で積極的に理解しようとする無知の姿勢[108] である。患者がどうしてそこまで痛みに怯えているのかを聞き，患者の利益につながるように動き，働きかける[109] ことが CRPS に対する共視的なナラティヴ・アプローチにおいては肝要である。

今になって思うこと

　CRPS の激烈な疼痛と罹患肢の機能障害に限らず，「治るはず」と確信していた症状が残存してしまった患者さんの退院支援は難渋する。このような状態まで至った患者は被害者的な位置におかれていることもあり，「私が治してみせましょう」という医療者の態度には敏感に反応する。そこに携わるリハビリテーション医は，症状緩和のために必要な治療を行なう以前に，この医師は自分の大変さが分かっていると患者さんに知ってもらうことが大事で，その前提なくして手段に頼る治療はさらなる悲劇をもたらす。

　退院支援を行なう際の面談の勉強会をしているときに，「皆さんが大切にしていることをあげて下さい」と聞くと，「顔の見える連携です」「多職種協働です」「情報の共有です」という，こちらの問いかけを気にもしていない解答がある。中には「拝聴です」「傾聴です」という，一見すると素敵な解答もある。ただ，ひたすら長時間，なるべく頻回に話を聞けばそれで「拝聴や傾聴」になると思わないで欲しい。B さんは，難聴があるはずなのに，それまで椅子に座るのもやっとという感じだったある日，自分の順番を待ちかねていたのか，看護師の手を借りずに椅子に座り，身を乗り出すように痛みの話を始めた。私が「あれッ，B さん良い動きですね」という顔をした途端に，B さんのこわばった表情は満面の笑みに変わり，さっさと話しを切り上げてお帰りになった。話を聞きながら，患者さんが自分でできるようになったことや，トライしようとしている微妙な変化を共に眼差し，わずかな変化に気付くことも「傾聴」では大切であるとその時私は考えた。

第8章

TKA 患者満足度に及ぼす老いの受容の影響

（日本人工関節学会誌，Vol.45，2015 年を加筆修正）

【はじめに】

　1965 年に精神科医エリザベス・キューブラー＝ロス[110]（文中，ロス）は，シカゴ大学ビリングズ病院で，人生における危機について学ぶ神学生とともに，「死とその過程」に関するセミナーを始めた。対象は 200 人あまりの難病や癌の終末期患者である。セミナーの開始当初，ロスを「死体を漁るハゲタカ」と忌み嫌い，激しい抵抗を示したのは患者の担当医達だった。その後，1969 年に『ライフ』誌が彼女のセミナーを特集し，「死の5段階説」は世界中に知られるようになった。この研究は，現代の関節外科領域の診療にも多くの示唆を与えてくれる。

【目　　的】

　我々は変形性膝関節症（文中，膝 OA）に対し，人工膝関節置換（TKA）を行い術後の経過は同じように順調であったが，満足度が全く異なる2症例を経験した。膝 OA の主な原因である「老い」を受容することが，患者満足度に及ぼす影響について文献的な考察を加え報告する。この研究には商業的利益相反事項はない。倫理的配慮に基づき，個人情報を変更した。

【症　　例】

　［症例A］80 代，男性。現役の建具職人。約 10 年間，近医で両膝

OA の保存治療を受けたが改善せず ADL は徐々に低下していた。A さんは 200X 年，当院で TKA を受けた知人に勧められ娘さんと共に来院した。担当医が検査所見と TKA クリニカル・パスに沿った治療スケジュールを説明したが，その段階では A さん親子は手術を希望せず帰宅した。5 カ月後に膝痛と腰痛が増強して身動きができなくなり，脱水を来たすほど全身状態が悪化して緊急入院となった。A さん夫妻は，1 年前に息子さんを病気で亡くしたショックから何事にも無気力になり，認知症のある妻は専門医への受診もしていなかった。全身状態が改善した A さんと娘さんに改めて TKA を提案したところ，両膝 TKA を希望し手術を実施した。経過は良好で，術後 1 カ月目に杖で自宅へ退院した。

　［症例B］80 代，料亭の元女性経営者兼「女将」である。B さんは 200Y 年，お子さん達に迷惑をかけたくないと，独居を続けることを目的に TKA を受けた。順調な術後経過で自宅に退院し外来の定期受診時の際にはとても経過が良いと言っていたが，3 年後に腰痛と膝痛が増強して身動きがとれなくなり入院した。B さんは入院時，「膝や腰の痛みより，独り暮らしが死ぬほど寂しかった」と述べていた。目立った合併症も無く，膝と腰の痛みは順調に改善した。しかし料亭の店舗を兼ねた広い和式住宅では転倒リスクが高く，独居の限界を超えていたため将来の施設入所を視野に入れ，入院 1 カ月後にショートステイを開始した。

【考　　察】

　1945 年の日本人の平均寿命は 49.8 歳で，当時は文字通り人生 50 年の時代であった。これが 2013 年には男性の平均寿命は 80.2 歳，女性は 87.1 歳になり [111]，高齢者の介護や福祉は身近で切実なテーマとして国民に広く浸透するようになった。年を取れば当たり前のことと考えられてきた変性疾患に対し，整形外科では積極的な治療を行なうようになり，人工関節置換手術，とりわけ TKA の適応はさらに拡がりつつある。しかし，我々医療者は老いや病い，そしてその先にある死というものについて患者や家族と十分な議論を尽くしてきたと言える

だろうか，今まさに「生と死」を検証すべき時代が到来したと考えるべきであろう。

　宗教学者で哲学者の山折[112]は，ロスの「死の５段階説」を「自分が死ぬということは嘘ではないかと疑う否認，なぜ自分が死ななければならないのかという怒りを周囲に向ける怒り，何とか死なずにすむように取引をしようと試みる取引，何もできなくなる抑うつ，最終的に自分が死んでゆくことを受け入れる受容の５段階に要約した。ロスは「死を受け入れると言うことは，生の世界と死の世界の断絶（decathexis；デカセクシス）を受け入れること」と，死を生と同じ価値のものと受容する最終的な段階の重要性をあらためて強調している。

　お子さんに先立たれたＡさんは，入院当初これからの時間は「妻とともにお迎えを待つ」ためにあると言っていたが，病院スタッフと娘さんを交え，これまでの生活の困難とそれに対する対策を確認しあううちに，もう一度生き直してみたいという気持ちが芽生えたそうだ。職業柄，冷静な判断力と計画性のある患者さんは，自分たちが抱える問題はTKAだけでは解決しないことを理解し，受け入れることができた。娘さんは入院中にＡさんの妻を認知症専門医に受診させ，手際良く介護申請を進めた。お子さんの死という，親にとってはもっとも悲しい現実を，理性と感情で受け入れる「悲嘆の作業」[113]は「生と死の断絶（デカセクシス）」を受け入れることに他ならず，このプロセスがＡさん父娘の受容を促進させるきっかけになったと考えられる。Ａさんは，「TKAをきっかけに，夫婦で生まれ変わったような気がする。手術の結果には（こころの有り様まで変わり）大いに満足している」とコメントしていた。

　一方，Ｂさんの息子さんは高学歴で，インターネットを通じ最新の医療や介護の情報を収集する能力にも長けていた。しかし長年，家庭と仕事の中心的な存在であった母親Ｂさんの加齢に伴う心身機能の低下を否認し，食事や入浴もままならず転倒を繰り返すＢさんの日々を医学的介入で埋め合わせることを最後まで希望（取引）した。TKA術後の３年間に対する感想は，社会的な経験が豊富なＢさんは「こんなモノでしょう，予想通り」，息子さんは「期待はずれ」であった。医療

者が予測する満足度に至らなかった原因を B さん親子の性格や理解力に求めず，ここで改めて問題を外在化[114]させる必要がある。

　クラインマン[115]によれば，医療者は老いや病気による症状と機能低下を，生物学的現象のうち医学的介入を要する側面から狭い視点で「疾病」として捉えるが，患者は患者や家族を取り巻く社会が，それをどのように理解し対応するか（世間の評判や偏見）ということまで包含する「病い」として広く認識する。患者が TKA を受ける目的は‘痛みの軽減’や医療者が患者満足度の指標とする‘趣味やスポーツなど社会生活の復帰’だけではなく，独居の継続や家族の介護など，現代に生きる高齢者が直面する社会的逆境への対応と理解すべきなのだろう。TKA などの医療行為が，医療に対する過剰な期待や偏った理解を生み，老いや病気への受容をさらに遅らせて，必要な対策が後手に回る可能性は無いだろうか。医療者はこの点をふまえ，個々の患者と家族にふさわしい目標を提示すべきである。A さん親子のように受容が順調にすすむことはむしろ稀で，B さん親子は多くの患者と家族の偽らざる心境を医療者に対して正直に代弁してくれたと考えるのが妥当であろう。

【結　　語】

　イマラ[116]は受容に至りやすい人の要件を，Allport[117]が述べる成熟した人格の特質に類似すると述べているが，人格の成熟は誰にとっても容易には達成できない生涯の課題である。すなわち成熟した人格とは，肉体や物質的な所有物を超えたものに関心を抱き（自己拡張），自分の人生を熟慮しその本質を見抜き（自己客観視），自分をひとつの人格としてまとめ上げる（自己統合）力のことである。受容に至りやすい人とは，今の経験がどのようなものか大切な人と腹を割って話すことができ，他人と同じ目線で接し相手にとって何が真実なのかを互いに理解できるような対話もできる，そして善も悪もともに受け入れられる人を言うのである。

　患者や家族の老いや病気に対する受容は一様ではなく，停滞や引き戻しを生じることも珍しくない。精神科医の中井[118]は，「医療者は患

者や家族の受容に介入することは難しくとも，患者・家族の声に耳を傾け，その心を汲むことは可能である」と指摘している。麻酔・手術機材・合併症対策が進歩した現代だからこそ，医療者と患者相互が対等で敬意に基づく対話を心がけることでさらなる治療成績向上をもたらされるのではないか。現代は，患者満足度や QOL 評価で可視化し難い領域を，我々の専門外の「こころの問題」として敬遠せず，患者や家族との対話に重きを置く姿勢が整形外科医にも求められる時代である。

今になって思うこと

「生と死の世界の断絶（デカセクシス）」を受け入れることから断絶は解消される。逆説的な言い方ではあるが，第2部の第6・9回の事例検討会でディスカッションを行なった「死んでも良いので，食べたい，飲みたい」という生命の根源的な希求にも通じる部分がある。ターミナル期や重度の障害がある患者だけではなく，本論文で述べたように，膝が悪いだけで，他は健康な人とて「老いや死」に対する受容が妨げられると，医療を受けることでその人にふさわしい生活への切り替えが阻害されることがある。そして医療者の「あなたはこの治療を受けることで，もっと健康になれるはず」という啓発的な呼びかけが，さらに阻害因子として働いてしまうこともありうる。その辺りの微妙な案配の極意は，結語に引用した精神科医 中井久夫氏の「医療者は患者や家族の受容に介入することは難しくとも，患者・家族の声に耳を傾け，その心を汲むことは可能」という言葉に尽きるだろう。「心を汲む」とは，けだし名言である。

第9章

自己犠牲を払う介護者たち──「自虐的世話役」という概念から

（新潟市医師会第101回在宅医療講座，2016年5月11日講演）

【はじめに】

　皆さん，こんばんは。K病院リハビリテーション科の本間毅です。こんなに沢山の方にお集まりいただき感謝いたします。今日は，「自分のことは省みず，体を壊すほど介護を頑張りすぎてしまう方たち」についてお話しをさせていただきます。皆さんの担当した患者さんやご家族にも，そういう方は必ずいらっしゃると思いますが，どうですか。

　精神科医で精神分析家の北山修先生，というより作詞家でミュージシャンきたやまおさむさんと言った方が，私と近い世代の方たちには馴染みがあるかもしれません。その北山先生が，2010年に「自虐的世話役」119) と名付けた人たちの話から始めます。それは民話『夕鶴』の女性主人公「つう」のように自分の大切な羽を抜きながら旦那さんのために機を織る，つまり自らを傷つけてまで他者の利益を優先するパーソナリティーのことです。怪我をしても弱音を吐かず，また立ち上がって奮闘するアスリートを賞賛するわれわれ日本人にとって，それはまさに崇高とも言える生き方でしょう。フィギュアスケートの選手が，あんな転び方をして脳振盪にはならなかったのかなと心配になることがありますが，立ち上がって割れんばかりの拍手をもらっても，本人は健忘状態で憶えていないと思います。まあ，古来より自分のことを忘れ他者につくす「忘己利他」は人間にとって慈悲の極みとされていますから，仕方ないのかもしれません。

【自虐的世話役について】

　ちょっと項目が多くて申し訳ありません。北山先生は，1）自分の面倒を見ないので適切に休めず，人の面倒を見られないと罪悪感さえ憶えてしまうような生き方の美学。2）適応して完成したケースではこの人生物語の反復を変更できず，よく「三つ子の魂百までも，雀百まで踊り忘れず」と言いますが，3）自らの傷や醜さは恥の不安に隠され快感や満足を伴うので取り扱いにくい，4）傷つきやすい愛の対象との自己愛同一化が成立の要因であることなどを「自虐的世話役の特徴」[120] としています。日本社会に特有な適応形式で，相手との一体感を重んじる小此木の「日本的マゾヒズム」[121] と類似する点もありますが，自虐的世話役は，5）世話役としての大変さを周囲への配慮から「恥の意識」に隠してしまう傾向が目立ちます。

【本日の講演：目的と方法】

　他者の世話を焼きすぎて自分自身が患者さんになってしまい，介護の袋小路に迷い込んでしまう人の生き方の理由とその対処方法について，私が経験した実際の症例を提示して皆さんと一緒に考えてみたいと思います。私の解釈と対策が正解などとは思っていませんが，皆さんが同じような利用者さんに相対するときのヒントになれば本日の講演の目的はほぼ達成できたと言えるでしょう。研究の対象になった患者さんとご家族には，口頭で研究の趣旨を説明し，発表に対する同意をいただきました。倫理的に配慮して，個人情報は大幅に修正してあります。

【Ｘさんの生き甲斐】

　一人目のＸさんは80代の女性で，10年ほど前に変形性膝関節症に対し人工膝関節置換の手術を受け，ご主人と二人暮らしをしていました。障害がある娘さんがいらっしゃって，娘さんは普段，施設に入所していました。お盆や正月に，数日間の帰宅をされる娘さんの介助をすることを，Ｘさんご夫妻はとても楽しみにしていました。でも，あるお正月の帰宅の際に，娘さんの脇の下に手をまわして体を引き上げ

ようとした途端にＸさんの大腿骨が介達外力により人工膝関節の直上部で骨折するというアクシデントに見舞われました。ここでＸさんのお話と少し離れることをお許し下さい。私は２年前の日本人工関節学会で「変形性膝関節症に対して行なわれる人工膝関節置換手術の目的は，除痛のみならず仕事や趣味と言った社会生活への復帰と考えていた我々医師の思惑とは異なり，独り暮らしの継続や家族の介護など現代のような超高齢社会で高齢者が直面する社会的逆境への対応という側面がある」[122]と報告しました。これは，何歳になっても趣味やスポーツに打ち込めるだけが理想的な年の取り方ではないと言う，世間と同業者への忠告の意味もあります。最近は，年の取り方には「勝ち組，負け組」があるという言い方さえする医師もいます。Ｘさん自身は，手術を依頼した医師には「いつまでも散歩を楽しむために手術を受けたい」と話していたようですが，Ｘさんはご主人との老々生活の継続だけでなく，年に何度か帰宅する娘さんの介護をしたいという一念で手術を受ける決心をされたような気がします。担当医の定期検診で行なわれる医療者立脚型の尺度では術後評価は10年間満点で，外来を受診するＸさんは元気に「夫と毎日散歩にも行くし，何不自由なく生活している」と言われていました。しかし大腿骨骨折で入院した際に持参した薬を見てみると，複数の抗うつ薬と睡眠導入剤を長期間服用していたことが判明しました。Ｘさんはとっくにご自分の限界を超えていたのでしょうね。

　私は骨折の癒合を促進する副甲状腺ホルモンを投与し，Ｘさんには介護施設での生活を提案しました。独り暮らしになるご主人の介助を他のご家族に依頼し，障害のある娘さんの一時帰宅の体制を見直すように障害者施設の相談員にも連絡しました。３カ月後に退院したＸさんを外来で拝見すると，骨折は無事に癒合して受傷前と同じくらいに歩行ができるまで回復していました。しかし，生きがいであった娘さんの介助をできなくなり，Ｘさんはうつろな眼差しでご自分から話しをしなくなり，ご主人が私の問いに全て答えるようになりました。これでは，胸をはって「骨折の治療は成功した」と言えません。我々医師は，患者さんの危機が予想される場合，思い切った「父性的な対応」

を求められることがありますが，チームで患者さんの生きがいや生活信条を尊重した「母性的な対応」でこころの平安を維持できる環境を保証することも同様に重要であると痛感しました。

【Yさんの告白】

つぎは50代の介護職をしている女性Yさんについて説明します。Yさんは慢性的な肩こりと腰痛を主訴に来院されました。何か思い当たるふしはないかと聞くと，実は介護と看護の仕事をしている家族が，数年に亘り要介護状態の両親を昼夜交代で介護してきたとのことでした。ご両親の介護のことは「家族の中の問題」と考え，これまで受診した整形外科のクリニックや接骨院では話に出さなかったそうです。接骨院の療法士の方々は，我々整形外科医より時間をかけて施療しながら，患者さんの普段の生活やご家族の話などもされるようですが，Yさんはあえて話題にはなさらなかったそうです。

Yさん一家のレスパイト・ケアを目的に，「どちらかというと具合が良いお父さんの方はショートステイにお願いして，体調変動があるお母さんには私たちの病院へ2週間くらいの入院で，一通り検査を受けてみてはどうでしょうか。それで，別に後ろめたい気持ちになる必要はないでしょう」と話しました。でも，その場ではYさんから返事をいただくことはできませんでした。Yさんは帰宅してすぐに，つきあいの長いケアマネと相談し，「お母さんの検査結果にあわせて介護サービスを見直す」という，拍子抜けしそうなほど当たり前の返事をしてからお母さんの入院を決めました。初診でご両親の介護について，「こんなに大変なら死んだ方がまし」とまでの述べていたベテラン介護職のYさんなら，自分たちの問題点はどこにあるのか分かるはずなのに，と思うのは，私のような医者の理屈なのでしょう。

介護者と患者の間に生じるこころの変化は，繰り返されるある種の外傷的体験に起因すると理解して良いと思います。精神科医の中井久夫先生は「PTSD（心的外傷後ストレス障害 Post Traumatic Stress Disorder）のような，外傷による記憶は修正されることなく，時には強化されながら繰り返され侵入するので，自己防衛のためには解離や抑

制という心理機制を選択せざるを得ないことがある」[123]と言っています。要は「もう考えるのは止めておこう」と，こころの方で無意識に自己を守るために頭のスイッチを切った状態とでも言いましょうか。Yさんは「せっかく介護を休めるのに，どう休んで良いのか分からない」と言いながら毎日，お母さんのお見舞いに来ます。もちろん，お父さんのショートステイにも通って，食事の介助などをしていたそうです。医療関係者も，日曜の夜に病院の医局でずっとテレビを見ていたりするひとがいますが，これは私を含めて単純に「遊び方」や「休み方」を知らないからです。Yさん一家の行動様式は，自分たちの介護を客観的に観察して修正の機会を得ても，その修正がきかないほど構造化してしまったのでしょう。繰り返しているうちに「イチ，ニ，イチ，ニ」とリズムを崩さず体の方が動いてしまう。構造化（Structuration）[124]は，カーディーナーというPTSDの世界的な権威の言葉です。

　お母さんが予定していた期間で退院してから，一度だけYさんから「ちょっと手を怪我したのでお母さんをしばらく預かって欲しい」という連絡がありましたが，それからYさんやお母さんは病院に来院することはありませんでした。

【Zさんの苦悩】

　最後にもう一人，80代の男性Zさんについてお話しします。Zさんは奥さんを癌で亡くした直後に，まだ高校生だった娘さんが神経難病であることが判明しました。電気屋さんを自営しながら，Zさんはほぼ30年間に亘り娘さんの介護を続けましたが，娘さんはお母さんが他界された年齢に達した年に，お母さんと同じ癌で亡くなりました。Zさんは店をたたみ，娘さんの介護でつきあいが始まったヘルパーやケアマネが訪ねてきても門前払いにして，酒を飲んで1年間自宅へ引きこもる生活を続けました。時々，腰痛を訴え救急車を自分で要請しますが，Zさんは腰痛の精密検査や治療を希望せず，家族の月命日などを口実に，数日で自宅へ退院することを繰り返しました。この辺の情報は，私が当番だった救急外来受診に付き添ったケアマネから耳打ちしてもらいました。「病院では，こんな話はできませんから」とは，

医師として無念なことです。

　整形外科的にはレントゲンでも分かる「偽関節」になった腰椎骨折がありました。「偽関節」というのは，骨折の癒合課程が停止して，待っていても骨折の癒合が期待できず不安定な状態 [125] のことを言います。これに対しては，骨癒合を促進する薬物療法を続けながら3カ月〜6カ月硬性コルセットを装着する保存治療か，4〜5時間に及ぶ脊椎外科医による「偽関節部の病巣掻爬と骨移植固定」という専門的な手術を受けることが推奨されます。どちらも，ご本人の同意と周囲の理解と協力と言うより，努力が必要な治療内容です。弱オピオイドなど鎮痛作用が強い内服薬は，副作用がなくとも痛み行動を強化して骨折部の病状（不適切に動き回れば，さらに骨折部が不安定になり遅発性の神経麻痺を生じることがあります）を悪化させる危険性もあります。キレイさっぱり患者さんの症状をとるより，何とか我慢できるくらいの症状が残っても，患者さんに養生が必要だと自覚させるのが本当の良薬や良医かもしれません。

　Zさんは，しっかりとした口調で「妻と娘に先立たれ，おめおめと生きているような自分は，生き恥をさらしてでも苦しみながらさらに生き続けることこそふさわしい」と語っていました。恥の意識が，自死という破滅的な行動を抑制する最後の砦になっているのが，何とも言えず皮肉です。本当は死を望みながら生き続けることを余儀なくされるZさんには，その矜恃を保つ，安全な生活の場を模索する方が医療に優先すると私は判断しました。高齢者の場合，その人の「生活史」を抜きにしては「死生観」 [126] を理解できないという，死生学の研究をしている川島さんという方の意見には，生命倫理的 [127] にみて私も同意できます。私が勤務していた整形外科単科の小規模病院の臨床機能と，整形外科分野のリハビリテーション医という私の診療能力の限界を患者さんに示し，保健師にケアマネへの協力を頼み治療を終了にしました。何かあったら必ず連絡するよう約束しましたが，その約束はまだ果たされていません。

【総合考察；「自虐的世話役劇」を読み取る】

病的な範疇の方から，普通のお母さんまでが自虐的世話役という表現をとる[128]，と前日の北山先生は述べています。一所懸命な患者，介護者，気をつけないと努力家の医療者や介護職も「自虐的世話役」になる可能性があります。「自虐的世話役劇」は，受け手側にその物語を受け止め，読取り，行動に移す能力（これをリタ・シャロンという人文学者で内科医の女性は「物語能力；ナラティブ・コンピテンス」と定義しました）が不足していると見過ごされ，専門家にさえ「困った人」や「依存・共依存関係」と切り捨てられることがあります。退院支援はじめ，対人援助が対象とする「人」から解離した単なる手続きに陥らないためには，相手に対処しにくい原因はひょっとすると自分の方にあるのではという気持ちと，常に距離感を保つことが大切ですが，仕事上の役割から生まれる潜在的な上下関係を抑制した適度に自虐的な視点がないと，それでも目の前で繰り広げられている「自虐的世話役劇」を読取れなくなるでしょう。修羅場をくぐり，失ったものがある支援者には，失ったものが大きいほどクライエントと共感というか，その種の感覚が身につくことがあります。

　新たな課題に直面したとき，専門分野の手法や用語が，相手の身体どころか心まで論理的かつ客観的に表現していると思い込んで，自らの言動の根拠を脅迫的に求め，一見して良さそうに見える解答を出そうと急いではなりません。愛する人を介護しているうちに，解答を知る自分と，解答を否認し介護に明け暮れる自分が共存し，与えられた「正解に見える」ものに惑わされ，抜け出ることができない迷宮に迷い込むこともあります。また，当事者の背景や心の動きを創造する柔軟な発想[129]が不足すると，「他職種との連携」や「ケアする人へのケア」という素晴らしい概念さえ，浅はかな結論への「落とし込み」作業に陥ることもあるでしょう。「そろそろ落としどころだ」などとうそぶく支援者は，正直アウトだと思います。

　対人援助は数理的な力学ではない，すなわち人称名詞が登場するとそこに「精神」が持ち込まれる[130]と言ったのはダブル・バインド理論のグレゴリー・ベイトソンです。既存の枠組みや理論に収まりきれない課題を解決する道標になるのは，私は理学所見や検査データより

も目の前で繰り広げられ聞く者に応答を求める「語りや言葉そのもの」なのではないかと思います。「それまで聞いていたこと」と「いま聞かされたこと」の隔たりの大きさもありますし，言葉と語りは，人間とそれを取り巻く環境を作りあげる重要な要素であると同時に危うさがありますね。今日もうまくいかなかった，という無力感ややりきれなさに耐えながら，私には永久に正解は見つからないのかもしれないという困惑は困惑のまま受け入れることから，問題解決に向けたつぎの一歩が踏み出されることもあるのだと思います。

　以上で私からのお話を終了します。長時間，ご静聴いただきありがとうございました。

今になって思うこと

　当日は，精神科の医師やベテランの精神保健福祉士の方も参加されていたためかなり緊張しました。こういう話題は，聞いた聴衆の方も何を質問していいのか分からなくて，対策も「よく分からないことはそのままにしておけ」とは，これには戸惑ったひとが多かったようで，質問はありませんでした。「自虐的世話役」という言葉自体が正確ではあるが，やや仰々しいというか，我々の普段の生活とはかけ離れた言い回しという印象を受けることも事実です。そして頑張りすぎる介護には，母親のように過度に密着して頑張る母親型介護と，男性介護者に多い叱咤激励して頑張り過ぎる父親型介護（むしろ加虐的世話役という呼び名の方がふさわしいかもしれませんが），その混合型あるいは表現型としては思うが故に手が出ないネグレクトに類似するパターンもあるような気がします。そのいずれも介護を真面目に捉えすぎて適切な判断と自分自身の休息ができなくなり，愛着や強制，混乱や抑圧などバランスを失った自己防衛機制が新たな混乱を生じる原因になっていると私は考えます。この自己防衛のバランス喪失は，第三者からの指摘やそれに基づく軌道修正を必要としているのに口出しをして欲しくない「見るなの禁止」でもあります。時間をかけ，介護者と支援者の間に「何を見られても，言われても良い」という信頼関係を作ることから始めないと，事態をさらに悪化させる可能性があるでしょう。

第４部

母と子のアンビバレンスが退院支援に及ぼす影響

第1章

「心を妄想する」

　学派によって呼称や境界線の引き方は異なるでしょうが，例えば精神科医で心理学者のユングが唱えた「意識」と「無意識」，その「無意識」の構成要素である「集合的無意識」と「個人的無意識」，「外向的」あるいは「内向的」という心の態度，「思考・感覚・感情・直感」という心のタイプ論 [131] など，心の静的な構造と動的な機能の仕方，「理解」と「心や気持ちの受け入れ（受容，納得，得心）」の違いなどの基本的な知識を整理しておくことは，退院支援を受けるクライエントや仲間の葛藤を理解しようとする時にとても役立ちます。フロイトや第三勢力と呼ばれたマーズローはもちろんのこと，仏教（華厳教など）[132] でも心の構造や機能に関する洗練された概念があります。

　よく，具体的な対象がないのが「不安」で，上がりかまちの高さや風呂場の床材のように危険を予測してしまう具体的な対象は「心配」の種だと言われますが，退院が近づいた患者さんや家族の心の動揺に耳を傾けていると「心配」のように聞こえる「不安」やその逆が実に多く，ご本人達にもその違いは分からないだろうと思うことがあります。第3部に掲載した私の過去の論文の中で，変形性膝関節症に対し人工膝関節置換を行なった女性患者さんを繰り返し取り上げて強調したかったのは，「老いと死に対する不安」を「特定の臓器（関節）に関する心配」と誤解してしまうと，治療を受ける側だけでなく治療者の方も大変に不幸になることがある。なので，専門家と呼ばれる人ほど自分の得意分野だけではなくクライエントを俯瞰で眼差す必要があり，その眼差しの方向や強さはいつでも変更できなければならないということです。今さらではありますが，医療者は何よりも患者さんの回復

とご家族の心の安寧を願ってやまないのです。

　いつまでも退院に向けた方向性を示さずに放っておくわけにはいかない。そして診療の効率だけでなく，クライエントが社会に参加することを喜んでくれる退院支援を目指したい。そのためには，共感的な理解の結果に生まれる，時には根拠が希薄かもしれないがおそらく相手のためになるだろうという確信に近い「心を妄想する力」が必要になります。そして，患者さんが高齢化する現代では，死亡退院さえもその例外ではないと思います。おそらく相手のためになるだろうと言う確信に近接するために，「想像」や「思いやり」ではなく「妄想」という言葉をあえて使いました。その際には，熱意ある対応は押しつけと表裏一体であるという自戒が前提になりますが。

　普段は，意識と無意識の狭間にただよいながら，現実の言動に影響を及ぼす，さまざまな心理的要素が複雑に絡み合った観念の複合体（コンプレックス）の中でも，「それとは知らずに父を殺し，母と結ばれた後で全てを知り，悲嘆のあげく両目を傷つけ放浪の旅にでる息子」というギリシャ神話のエディプスの物語に題材を得た，フロイトの「エディプス・コンプレックス」は広く知られています。これから，第３部の最後に掲載した私の講演で取り上げた「自虐的世話役」とも関連する，「阿闍世コンプレックス」について私なりの解説を行ない，これを応用した死亡退院患者さんへの退院支援に関する検討を行ないます。

　私はこれまで親と子のアンビバレンス（同一の対象に相反する感情を抱いた状態）により難渋していたクライエントの退院支援の糸口を，「阿闍世コンプレックス」の理解を深めようとする課程に見出すことができたことが何度かあります。この経験を少しでも世の役に立てたいと考え，私の専門分野である整形外科やリハビリテーション科だけでなく，精神科関連の学会誌，地域の医師会報等に何度か学術論文としての掲載を依頼しましたが，結果は全て「不採用」でした。唯一，精神分析の専門家と思われる査読委員から「あなたの論旨が極めて稚拙であることはさておき，精神分析的な知見が退院支援の実践の何に有用であったか因果関係が明らかではない」というコメントをもらいました。確かに精神分析の素人である私の論旨が稚拙で飛躍しすぎている

と指摘を受けるのは素人の私にも納得できます。そして，昨今の「科学的な根拠に基づく医学」と，仏教の一宗派である，「浄土宗・浄土真宗」の経典（スートラ）や説話（ジャータカ）が相容れないだろうということも想定していました。でも，例えば肉親の死のような，どうあがいても覆すことができない事象に直面した時，誰の心にもおのずと生ずる無力感と，この時ばかりは絶対的な存在に帰依したいと思う気持ちは，特定の宗派を擁護して根拠に基づく科学を否定する立場とは異なると申し上げたいのです。圧政や人種差別に基づく悲惨な事件が起こると，被害者を悼む集会を呼びかける宗教者がいます。でも帰らぬ人は帰らぬことに宗教者の教義や宗派の差はなく，その悼みの集会によって引き起こされるムーブメントに科学的なエビデンスがあるとは思えません。でも，そのような行動はしばしば社会と個人にとって価値ある変化のきっかけになります。「多死社会」と言われる現代において，医療・介護・福祉のフィールドに携わる人達の「近代的な科学」が，人々の宗教観や宗教心を否定することがあってはいけないと私は思います。具体的な引用を控えますが，G・W・F・ヘーゲルの『精神現象学』（長谷川宏訳，作品社，2013年版）「第VII章 宗教」は，この問題に関し我々に多くの示唆を与えてくれます。

　本書第4部には，古代ギリシャやインドの地名・人名が登場し，通常の医学的思考と異なるロジックが展開されます。読みにくい箇所が多いのは承知の上で，私としては皆さんにお読みいただきたい事例検討でもありますので，しばしおつきあい下さい。

第2章

「エディプス・コンプレックス」と「阿闍世コンプレックス」

■はじめに

　病気や怪我のために入院した高齢の親（特に母）の病状をなかなか受け入れることができずに，「理由はよく分かった，やはり母の努力がたりなかったか」と自分勝手に親を叱咤激励する子（息子）がいるかと思えば，いい年をした息子が病気や怪我をした途端に「待ってました」とばかりに幼子をあやすような口調で世話を焼き始め，お嫁さんに眉をひそめさせる母がいます。母と子の葛藤は，妊娠の遙か前，パートナーとの関係が成立する以前に始まり，実際に子を授かれば，それ以前には思いもよらなかった子への感情が芽生え，時には子への攻撃や，攻撃の傍観という形すらとることがあります。また子の側からは，自分の誕生の由来など，許しがたいエピソードを伝え聞けば，たとえそれが事実であっても聞き捨てならないと思い，親への怒りが燃え盛ることがあります。その一方で，母と子の関係がついに修復困難な事態に陥っても，その中から意外な「許し」が生まれ事態が解決に向かうことがあります。そして日々繰り広げられる医療や介護の現場においては，母と子いずれかが生きるか死ぬかの瀬戸際に立たされても，精神分析や心理療法の専門家による解決に向けたカウンセリングを受けることは難しいのが現実です。それでも，表面的には元の暮らしに戻ってゆく人たちもいますが，不安や葛藤を残しながら新たな生活を踏み出していると考えた方がよいのでしょう。第3部の自虐的世話役に関する考察で述べたように，支援者が目の前で繰り広げられて

いる「母と子の悲劇」を読み取る力量を養わないと，それが悲劇であることさえ見過ごされ，単なる「逸脱行動」と見做されることさえあります。心理療法家や精神分析家は，面接室を出て我々とクライエントが待つ多職種協働の場に来て欲しい。これがフロイトや古澤平作に続く賢才達へ私が願うことです。

■エディプス・コンプレックスのおさらい

　少し長くなりますが，全体像をつかんでいただくと，「王舎弟城の悲劇」との異同が分かりやすくなると思いますので，最初にフロイトがエディプス・コンプレックスの着想を得た，ギリシャ神話『エディプス』のあらすじを私なりの解釈で述べさせてもらいます。

　　『武人の例に漏れず同性愛にふける古代ギリシャのポリス，テーバイの王ライオスは，「生まれる子に殺されるだろう」というアポロンの神託を下されました。そのことがあり，子を作るべきではないと考えるようになったある夜のこと，酔ったライオスは妃のヨーカスタと契りを結び，世継ぎができました。王と妃という地位についている二人でも，人の恐怖は徐々に膨らむのが常です。ライオスとヨーカスタは共謀して生まれた男児の足に釘（矢，ブローチの金具）をうち，従者に「豊穣と酩酊の神ディオニソス」を祀るキタイロンの山中へ捨ててくるよう命じました。ところが子どもを不憫に思った従者は，この子を羊飼いに託します。子どもは「腫れた足」という意味のエディプス（Oedipus）と名付けられ健やかに育ちました。子どもがいなかった隣国コリントスの王ポリュボスと妃メロペーはエディプスを養子に迎えましたが，「お前はいずれ両親を殺すだろう」という神託を改めて受け，ポリュボス王と妃メロペーを実の両親と信じて疑わないエディプス王子は，ひっそりと家を出ました。
　　狭い山道を進むエディプスは，横柄なライオス王の一行と道を奪い合い，父と知らずにライオス王を打ち殺します。さらに旅を続けるエディプスは，テーバイへの道を通るものに謎をかけ，謎を解けぬものを食らう女の顔と獅子の体に鷲の羽を持つ怪物スフィンクスに遭遇します。スフィンクスのかけた「ひとつの声でありながら，朝は4本足，昼は2本足で，夕は3本足になる生き物は何か」という謎に，エディプスは「それは赤ん坊のときは這い，青年になれば2本足で立ち，年をとると杖を使う人間である（私エディプスである，と答えたという説もある）」と答えたところ，

スフィンクスは面目を失い退散しました。歓喜したテーバイの民衆に迎えられたエディプスは，摂政クレオーンの勧めで夫を亡くした妃ヨーカスタを娶り新たな王になります。その後，テーバイ一帯は不作が続き，疫病が蔓延したため，新たに神託を求めたところ「かつてライオス王を殺したものがテーバイに災いをもたらしている」という答えが下りました。ライオス王殺害の詳細を過去まで遡り調べさせたエディプスは，ライオス王が自分の本当の父であり，自分の妃となり子をなした女性ヨーカスタは母である，つまり神託を実現してしまい父を殺したのは他ならぬ自分であると知り，自ら両方の目を傷つけ，砂漠に放浪の旅に出ました。そのころ母ヨーカスタは自ら命を絶ち，娘アンティゴネーは盲目のエディプスに従い旅立ちました。』

小林 [133]によれば，子どもは成長とともに自分の中にある母親への性愛衝動を徐々に断念し，母を妻とする父親への嫉妬や憎しみを心の傷として自分の中に仕舞い込み，仕舞い込まれて自分でも意識できない原初の（３～６歳の男根期）こころの傷を，フロイトは「エディプス・コンプレックス」と名付けました。この課程で，子は父親に攻撃（去勢）されることを恐怖し，愛憎半ばする父を一種の権威として取り入れ，自らをそれに同一化しながらモラルや倫理意識（超自我）を形成します。ひと組の男女と，そのふたりから生まれる子どもから成り立つ家族の中で，「子どもは何歳になっても子ども」と考えてリビドー（libido；性的な衝動）のやりとりを続けることはできません。夫の愛を得て，妃の立場を保つために身籠もったヨーカスタが，夫ライオスと共謀し死の可能性が高い子捨てを行なう時の，身を焦がすほど望んだ子を殺したいと思うアンビバレンス（ambivalence；相反する感情）。さらに暴走する女性性（膣括約筋；vaginal sphincter）の象徴としてのスフィンクス（Sphinx）の謎かけと退散，エディプスが二つの目をえぐり出す行為は去勢の象徴であり，神託をただのお告げとして聞き流すことができず，真実を知ろうとすればするほど悲劇に身を投じることになるエディプスの一連の行動は，幼児期の外傷的体験をこれでもか，と繰り返す「反復強迫」[134]と解釈できます。フロイトは，人間がこの心理複合（コンプレックス）を適切な時期に克服し，精算できるか否かが神経症の発症に関わると考えました。ちなみに，言葉に対

する印象はさまざまに変わりますが，日本ではコンプレックスという言葉に，「劣等コンプレックス」（inferiority complex）のイメージがつきまとうことが多いようです。劣等コンプレックスは，記憶・衝動・観念などいろいろな心理的構成要素がゴチャまぜ状態になったコンプレックス全体の一部にすぎないと考えるべきです。

　エディプス王の物語の作者ソフォクレスは，佐藤 135) によれば「エディプス」の続編で最後の作品「コロノスのエディプス」の中で，老いたエディプスが沈黙を破り，誰に何を言われてもひるまない（神託さえも気にしない）と明快な反撃の言葉を語らせました。すなわち，「たった今，誰かがお前に近づいてお前を殺そうとしたときに，お前はその者に，自分の父親かどうか尋ねるか」，「反対におれに対する加害者である父母は，おれを殺すつもりで足を貫き山中に捨てさせた。何もかも知っていて，おれを殺そうとした」，「おれは結婚に関しても，父親殺しに関しても罪人呼ばわりはさせない」と。私はさらに，夫の面影を残す息子と同年代で足によく似た傷がある若者を，新たな夫として迎えたヨーカスタの性愛衝動に疑問を感じますが，現に我々の住む世界にもそういう人がいることは事実です。

　「○○コンプレックス」もそうですが，各種の診断基準やガイドラインから自分に都合が良い解釈を選び出し，「この患者さんの疾病の原因はこれだ。だからこうすれば治るし，家庭に戻り社会生活にも復帰できる」と医療者が断言することは，それが正鵠を射ていれば，病に苦しんでいた患者さんや家族にとって大変な救いになり得ます。でもそのような場合でも，「でも私の場合はここが違う，これだけは気をつけて欲しい」というクライエントのメッセージを聞き落とさないことが大切です。ICF の「心身機能・構造」と「活動」が分かればそのクライエントの「参加」は決まる，と考えるのは飛躍しすぎで暴力的であると第2部の事例7で述べた理由でもあります。

　神々の神託が下される聖なる場所デルフォイ（またはデルポイ；Delphoi）には「汝自身を知れ」，「限度を超えるな」という2つの格言が記されているそうです。神託はただのお告げにすぎません。そのお告げを聞いて，よく吟味して結論を出し実行する際にも，節度を守っ

ていれば「エディプス王親子の悲劇」は起こらなかったような気がします。自分自身の経験を振り返っても，節度をわきまえることが難しかったのは，「追い詰められた時」だったと思います。数多いる人々の中で，不運にも病気や怪我という不条理にみまわれたクライエントは，誰でも例外なく追い詰められます。そのような人にとって，我々が良かれと思い提案したことが，意に反して変更不能な神託に変わりうることを忘れずに支援の方策を練る必要があります。

　多くの神託を下す神アポロンは，医術と道徳および光明の象徴です。エディプスが神託によって両親から捨てられそこなったのは，酩酊と豊穣，集団の狂騒と暗黒を象徴する神ディオニソスが祀られるキタイロンの山です。そして，それを救ったのは父ライオスの従者と羊飼いの罪なきものへ慈悲と，弱きものを眼差す賢者コリントスの王ポリュボスと妃メロペー夫妻でした。若き日の私がニーチェとショーペンハウアーから学んだことは，アポロンは理性の，ディオニソスは意志や情念の神で，ディオニソスは人（特に貧しきもの）の世の空しさを知りながら，葡萄の収穫という刹那の狂騒とやり場の無い酩酊を肯定するが，アポロンに劣るものではないということです。非合理的な者にも価値があると私が考えるようになった理由のひとつです。たとえ力が及ばぬことはあっても，病という不条理に見舞われた罪なきものと弱きものへ手を差し伸べる行為を，学びながら実践し続けることには大きな意味があると私は考えます。

■阿闍世物語とは

　我が国における精神分析の草分けである古澤平作[136] は，1931 年（昭和6年）に自らの論文「罪悪意識の二種」を東北大学の機関紙『艮稜』に掲載，翌 1932 年には留学先のウイーン精神分析研究所で出会ったフロイトに「阿闍世コンプレックス」という副題をつけた独訳を提出しました。その後，古澤の指導を受けた小此木啓吾は，父母と息子の三者関係を息子の側から論じるフロイトのエディプス・コンプレックスとは異なる，母親が子どもを持つことの葛藤と，子どもにおける未生怨（みしょうおん）（自分の出生の由来そのものに対して抱く怨み；小此木）と

いう母と息子の二者関係に注目し，自己の成立に関する阿闍世コンプレックス論 137) を発展させました。

「阿闍世物語」いわゆる『王舎城の悲劇』は，浄土三部経『無量寿経』，『観無量寿経』，『阿弥陀経』のひとつ『観無量寿経』138) で説かれる「女人凡夫の往生」（功徳を積んだ高貴な男性だけではなく，身分の低い庶民，特に女性でも極楽往生ができるという浄土信仰）の一節や，釈迦晩年の説話の題材として扱われ，国宝の「当麻曼荼羅（タイママンダラ　奈良県当麻寺所有）」にも描かれています。

　紀元前 1500 年頃に遊牧民であるアーリア人がパンジャーブ地方に移住，トラヴィダ人はじめ先住の民を支配し，10 を超える国家に分かれていた古代のインド地方は，紀元前 600 年頃にはコーサラ，ヴァンサ，アヴァンティ，マガダの 4 カ国に統合されました。そのマガダ国で，釈迦入滅の少し前に阿闍世王とその両親に起こった悲劇が『王舎城の悲劇』です。この悲劇は，後に親鸞の「悪人正機説」（善人なおもて往生をとぐ，いわんや悪人をや）のテーマにもなります。

　　『古代インドの摩伽陀国王舎城の国王頻婆娑羅の妃韋提希は，容色の衰えとともに夫の愛が薄れ，世継ぎを産めずにいると妃の立場が危うくなるのではという不安を抱き預言者に相談しました。預言者は，森に住む仙人が 3 年後に亡くなり，韋提希の胎内に宿り世継ぎに生まれ変わると予言しましたが，妃韋提希は 3 年を待つことができずに仙人を殺してしまいます（家来を引き連れ鹿狩りに出た頻婆娑羅王が，獲物が獲れないことに怒り，たまたま出くわした仙人を殺害したという説もあります）。仙人はいまわの際に「生まれ変わったら必ず国王頻婆娑羅を殺す」と呪いの言葉を残し，直後に妃は身籠もりました。韋提希は日ごとに仙人の怨みを怖れるようになり，せっかく授かった王子「阿闍世」を王頻婆娑羅とともに高楼から産み落としました。しかし王子は小指を骨折しただけで無事に成長し，「指折れ（婆羅留枝）」と仇名されるようになりました。「阿闍世（正式にはア・ジャータ・シャトル）」とは，「不生怨（恨みを買う敵が存在しないほど無敵の）」という，一国の王にふさわしい猛々しい男子になるように願いを込めてつけられた名前です。
　16 歳になった阿闍世は，かねてから教団転覆を狙い，幻術を駆使して阿闍世に取り入った釈迦の従兄弟でもある提婆達多から，自分の出生と名

前の由来を「未生怨（仙人を殺してまで生まれた自分は，父を殺す運命にあるため高楼から投げ落とされた。転じて，生まれる前からの親と親から生を得た自分の成り立ちへの怨み）」と聞き，怒りに任せて父を幽閉しました。それからしばらくして門番に確認したところ父は衰弱しておらず，何故ならば母が体や衣に蜜を塗り装身具に果汁を入れて父に与えていたからと聞き，王子は怒りにまかせ父を殺し（父頻婆娑羅の釈放が決まったと聞き歓喜した民衆の声を聞いて，さらなる責め苦を受けると誤解した父が，高い寝台から床に身を投げて死んだという異説もあり），母韋提希をも短剣で刺し殺そうとしました。大臣耆婆と月光に「王位を奪うため父を殺す王子はあっても，母を殺すことは許されない」とねんごろに諫められ，阿闍世は母の殺害を思いとどまりました。韋提希から，父頻婆娑羅が子どもの頃の阿闍世を溺愛していた逸話（化膿した指から膿を吸い出し飲み込んだ）を聞き，殺父と殺母未遂の罪悪感のため，阿闍世には誰も近づけないような悪臭を放つ瘡が全身を覆う「流注」という皮膚病が生じました。「これは悪しき心がもとになる病である」という阿闍世のもとへ，他の大臣たちが連れてきた当時のインドを代表する賢者達（六師外道）は慇懃で外見も立派でしたが，阿闍世が父を殺したことを是認し，王たるものの体裁だけを問題にするので，阿闍世の苦悩はさらに深まりました。さまざまな治療を試し看病する母韋提希の努力の甲斐も無く，息子阿闍世の病状は悪化する一方でしたが，韋提希が自らの葛藤を釈迦に懺悔してから快方に向かい，不治と思われた阿闍世の「流注」は癒えました。医師でもある耆婆大臣は阿闍世が「慚愧の念（心の内に恥ずかしく思い，他人に対しても恥じること，人に羞じ，天に羞じる心）」を持っていたことは幸いではあるが，さらに釈迦に救いを求めるよう勧めました。天からの亡き父の勧めもあり，釈迦を訪ねた阿闍世は，「自分は悪臭を放つ伊蘭樹（信心のない）のような卑しい存在にすぎない。でも，今はその伊蘭樹から香り立つ栴檀（信心が厚い）が実ったような心境です」と言い，釈迦は「あなたの父に寄進を受け，彼を国王と認めた自分たちにこそ国王の死に対する責任がある。そのためにあなたが地獄へ落ちることがあるならば，自分たちも地獄へ落ちるであろう」と諭しました。かつては，「その性，弊悪にして殺戮を喜び，口に四悪を具し，貪・恚・愚痴もて其のこころ熾盛たり」。つまり懺悔せず悔悛することがない「一闡提」（悪事に際し謝罪や後悔など一切しない，仏ですら救いようがないもの）と言われた阿闍世は，釈迦に帰依してから，最高の知恵「阿耨多羅三貌三菩提」を得て名君とうたわれるようになり，摩伽陀国は大いに栄えました。』

■阿闍世コンプレックスの概要

　小此木 [139] は，阿闍世コンプレックスのテーマとして以下の3項目を挙げています。

　その3項目に沿って私見を述べます。このテーマに関する医療系の資料が極端に少なく，決定版と言える『阿闍世コンプレックス』（小此木啓吾・北山修編，創元社）という Bible があるため，小此木，北山両先生とそのグループからの理論の引用が「模倣」の方にベクトルが向いてしまう，いけない傾向を自覚しています。そんないけない自分の「未熟さ」を許してくれてすまない，と思う心の動きが私をして自己変容（自己治癒）へと向かわせる。これが「阿闍世コンプレックス」の主たる概念でもあります。

1．「母親における子どもを得たい願望と，子殺しの願望の葛藤」

　現代の女性に比べ，王族の妃ともなれば世継ぎを産むこと自体が極めて重要な意味があることは想像に難くありません。また終戦までの日本のように，出産前後の母子の死亡が，国民の平均寿命に大きく影響していた時代であれば，体力と気力が充実し「容色が衰える前」の年代で子を持つことは，母子の健康に関わる大事な要件だったでしょう。ならば，子を授かった母が全て幸せ一杯かというと，今この時期に子を産んで果たして生活が成り立つのだろうか，せっかくの仕事を諦めざるをえないような事態に陥らないだろうか，逆に子を持つことで夫の気持ちが離れないか，とさまざまな不安が心をよぎることもあるでしょう。孫を救急外来に連れてきた祖母が，本心はともかくとして，娘さんやお嫁さんを「子どもは熱を出すもの」となだめることがあったとしても，経験を重ねる度に冷静になる母の姿を私は見たことがありません。子のことでは思わず取り乱すのが母の性なのでしょうか。周囲からは育児にまつわるさまざまな情報が押し寄せ，若い女性は，母になる前から私は本当に母になっても大丈夫なのか，という気持ちになるのも当然です。そしてほとんどの男性のパートナーや女性の父は，手をこまねいて見守る以外に手立ては無くて，平たくいうと

役に立ちません。このような問題の解消を目指すフィンランドの「ネ
ウボラ（neubola；アドバイスをする場所の意）」は，妊娠の可能性が
ある若いカップルへのアドバイスから，産後の育児ストレスの解消ま
で，産科医療・保健と対人援助に関する高度なトレーニングを受けた
保健師が活躍するシステムです。このような，妊産婦とその予備軍特
有の物心両面の不安を払拭するためのユニークな取り組みを紹介する
髙橋の著書 140) は，そのシステムで保健師（看護師）が果たす役割の
重要性と，オープンダイアローグとの位置づけまで分かりやすく解説
した名著です，と私に保証してくれたのは産休直前の女性小児科医で
した。

２．「子どもにおける未生怨と，母親殺し（憎し）の願望」

　自分はどこから来てどのように生まれたのかという「自己の成り立
ちに関する根源的な問いかけ」は，母子分離の遙か以前から起こりま
す。私が育った昭和中期の開業医院（有床診療所）という環境は，事
業主である父とそれを支える看護師でもある母を中心に，兄や若い看
護師さん達に囲まれた，患者さんやそのご家族が自宅にも侵入してく
るゲマインシャフト（地縁・血縁・仲間意識でつながる集団）とゲゼ
ルシャフト（機能体組織や利益共同体）が渾然一体となった，かまど
や井戸が残る前近代的な空間でした。おそらく，本書の冒頭でお握り
を作っていた頃の私は，自分と他者は果たして同じか違うか，鏡には
周囲の人達と似たような自分が映っているが，そもそも上下が同じな
のに左右が反対なのだから，周囲は自分と同じはずはないだろうなど
と考えることがありました。そのような子どもの疑問に，当たりさわ
りのない的確な答えを出せる若い母は少ないでしょうし，ただ誠実に
答えるのが良いと分からないのが若さです。近くにいる男（従兄弟や
叔父）達が面白半分に「コウノトリが運んで来た」，「いや橋の下に捨
てられていたのを拾ってきただけだから，あまり言うことを聞かない
ともう一度橋の下に置いてくる」だのとからかうと子どもの疑問はさ
らに深まり，不安を呼び起こすことさえあります。生下時や幼少期の
病気や怪我がもとで子に何らかの痕跡が残ると，子に親への遺恨はな

いかと疑心暗鬼に駆られることもあるようで，ちょっとした切り傷の
跡を，女の子なので可哀想だし子どもがよく分からない小さなうちに
消してしまえないかと病院を訪れる若い母がいます。「ちょっと目を離
した隙に」，「たいしたことは無いと高を括っていたら」と自分を責め
る母の気持ちを，医学的な説明ではぬぐい去れません。

　『王舎城の悲劇』の中で，仙人が死の直前に放った言葉を怖れた母
韋提希が高い塔から阿闍世を産み落とすのを父頻婆娑羅が手伝った，
と釈迦の従兄弟提婆達多から聞き，両親への憎悪の心をたぎらせた
阿闍世の怨みとともに，私は阿闍世に幻術で取り入り教団転覆まで
画策した提婆達多の動機に興味を憶えます。出家する前の釈迦の妃
耶輸陀羅の婿取りを巡る，若き日の釈迦と提婆達多の愛欲の争いが尾
を引いていたという説もありますが，いずれにしても人が自己の成り
立ちについて頭と心を悩ませるとき，悪しき意図の有無に関わらず，タ
イミング悪く何らかの情報が入ると，阿闍世出生時のエピソードのよ
うに，たとえそれが事実であったとしても怨みの感情が発生すること
は十分に考えられます。その表現として何かしらの行動に出るものも
あれば，あえて言動に出さず積極的にひきこもるものがいても不思議
ではありません。世間の評判が高い仕事熱心な父に関し，良妻賢母の
母から子へ，夫としての不満や怨みの思い出の物語や，さらには第三
者の何気ない「告げ口」がタイミング悪く子に告げられると思いもよ
らぬ悲劇が起こり得ます。そして母が愚痴すらも言わず，マゾヒス
ティックに頑張り続け周囲がそれに介入できないと，第3部9章の講演
で述べた「自虐的世話役劇」のような別の悲劇が起こり得ます。夫や
子への褒め言葉や不平不満はほどほどに，と母が心掛けていても，子
の感受性が高すぎれば悲劇を呼ぶこともあるでしょう。となると，ク
ライエント自身より，ひきこもりの問題においてもその周囲との関係
性の病理を検証する意義はありそうです。

3．「罪悪意識の二種」

　古澤はフロイトに提出した論文『阿闍世コンプレックス』の副題を，
「罪悪意識の二種」としました。その中で古澤は，つい皿を割ってしま

った息子が親の前に引き出され，畏怖のためにおののいて再三，「悪う御座いました」と本当に心から詫びたときの意識が「ひとつめの罪悪意識」。それを咎める老爺を尻目に，「お前がしたことは確かに悪い，が人間は人間，皿は破損すべきもの，どうしたって仕方がない。今後を戒めて働くように」と父に言われ，従順な子どもはその時わっと泣き出した，とする意識が「ふたつめの罪悪意識」です。「懺悔」と書いて「ざんげ」と読むときは処罰されても仕方がない「悪い事」を告白し，「さんげ」の時はもう一歩進んで「悪い事をしてしまったのに大目に見てもらい申し訳ない」と思う心です。つまり，「エディプス・コンプレックス」で神や父による処罰的意識を強調するフロイトに対し，古澤が「阿闍世コンプレックス」で示したのは母と父による東洋的，仏教的な「許し」です。横山[141]は，この2つの物語の差は釈迦の存在にあるとし，「母の罪，子どもの怨み，父を殺し母をも殺そうとした罪，それらを全て許す大いなる存在，全てを超えた超越的な力こそ心の病を癒すもので，自己治癒力として自己に内包されるものとして重視した。その力は死に限りなく近い，ぎりぎりの苦悩の中で初めて機能し始める」とも述べています。ユダヤ・キリスト教の一神教的な因果関係とは異なる人間同士の間主観的な縁の中から生じる許しを，土居健郎[142]は「いけない」ことをしたので「すまない」と端的に表現しましたが，フロイト自身も古澤が引用した『トーテムとタブー』の中で，父を殺した子達の中に生じた強迫自責（Zwangsvorwurfe）と呼ぶ，「父を殺してすまなかった。今となって改めて父が偉大であることが分かったので，二度とこのようなタブーを犯してはならない」という感情について触れています[143]。フロイトは，とにかく勤勉で礼儀正しい古澤を高く評価し「日本から来た古澤君に富士山の絵をもらった」と周囲に自慢していたそうですが，自分の論文の独訳を早速完成させるほどの語学力がある古澤でも（語学力とコミュニケーション力は別物です），異国での生活に周囲から疎外感を感じていた可能性はあります。古澤は熱心な浄土真宗の門徒で，その宗教観に基づく心理複合（コンプレックス）への気づきを師匠のフロイトに認めてもらいたいという，ある種の承認欲求があったのかもしれません。

第3章

ある死亡退院例を「阿闍世コンプレックス」から考える

■マサオさんのプロフィールと臨床経過

　50代の男性マサオさんの主な病名は髄膜炎後の水頭症，遷延性意識障害，四肢体幹麻痺，摂食・嚥下障害です。

　マサオさんが生後数カ月の頃，発熱が続いて母乳をほとんど飲まなくなったため，心配したお母さんは，自らの判断でかかりつけの小児科医の受診を中止し，自動車で1時間以上かけて地域の基幹病院であるN病院にマサオさんを連れて行きました。詳細は分かりませんが，N病院の小児科で「お母さんは，どうしてここまで悪くなってからマサオ君を連れてきたのですか」と言われたことが，お母さんにはとても強く印象に残り，ずっと忘れることができなかったそうです。すぐに同院の脳外科に紹介され，手術（脳の中の脳室という場所で造られる脳脊髄液の流れを改善するシャント手術）を至急受けるように言われ，お母さんは何が何だか分からないうちに大慌てで家から遠いN病院にマサオさんを入院させ，手術を受ける準備に取り掛かりました。マサオさんの手術は無事に終わりましたが，その後の発育が周りの子どもや丈夫な兄達に比べ大幅に遅れていたことは，お母さんにも容易に理解できたそうです。マサオさんは，それでも10代〜20代の頃は自宅と障害者施設で生活し，作業所で行なう軽作業の工賃を得ていました。40代になり，本格的に施設へ入所することになったマサオさんは，脳脊髄液の循環不全で痙攣や意識障害を来たし，その後も何度かN病院と，家に近いS病院の脳外科で手術を受けました。

　50歳間近になり，内服薬や食事形態の調整などの医療管理が複雑になってきたため，私が勤務している法人で，その時の状態により病院の療養病棟と，介護保険二号保険者として介護老人保健施設で入院・入所生活を過ごしていました。このとき，マサオさんはすでに会話はできず，体調と覚醒がよい時に限り，かろうじて意思の疎通がはかれる程度で，排泄は尿路カテーテルかオムツ内で済ませていました。日常生活全般に亘り介助を要し，熱が出ると痙攣を起こすこともありましたが，食事の際にムセが見られるようになっても，お母さんは食事と薬は何とか口からとらせたいと経口摂取に拘り，最期まで経管栄養は希望しませんでした。お母さんは，約５年間に亘り自分自身は全く休みを取ることもなく，雨や大雪が降る日にも休みなくマサオさんを見舞い，看護師やリハビリスタッフの労をねぎらいながらマサオさんの好きなおやつや音楽のCDを持参し続けました。マサオさんのお兄さん達は見るからに身体壮健で，家族ぐるみでつかず離れずお母さんを支援していました。マサオさんが当院に入院した頃から，お父さんの認知機能が徐々に低下し，逆に身体機能は保たれ力が強かったため，夜にマサオさんを探しに出たり畑仕事の支度を始めようとして，夜中も目を離せないとお母さんは病棟スタッフにこぼしていました。当法人の生活が４年を過ぎ，新たに赴任した私がマサオさんを担当するようになって３カ月が過ぎた頃から誤嚥によるムセが増え，その後２カ月は肺炎と尿路感染を繰り返しました。喀痰や尿から，抗生物質に耐性がある細菌が複数検出されるようになり，治療を行なっても発熱が改善しなくなって来たため，常時酸素吸入を行ない，経口摂取を中止して抗痙攣薬など薬剤は全て点滴から投与しました。脳圧が亢進して来たことを疑わせる症状があり，頭部CTを確認したところ，再び脳脊髄液の循環不全を生じ水頭症が悪化している所見が見られました。この段階でもお母さんは経管栄養を希望せず，たまたま仕事が休みでお母さんに付き添ってくれたお兄さん達にも，その頃の病状と検査所見の変化，当病棟（介護療養病棟；本来は病状が安定した患者さんを対象に，介護保険で運営する長期療養病棟。普通の急性期病棟と比べると医療行為にさまざまな制限があります）で行える検査と治療につい

て説明し，脳外科専門医がいるＳ病院への転院とシャント手術の希望について確認しました。マサオさんのお兄さん達は「家族全員が転院を希望しません。一番の理由は，認知症の父をなだめすかしてようやく介護サービスを受け始めたところなので，母の生活リズムをまた崩したくないからです。それと，これまで治療して下さったＮ病院とＳ病院脳外科のスタッフにはとても感謝していますが，マサオの水頭症は７回手術を受けても根本的に良くならず，いつまで経っても病状が安定しないと痛感しているからです。父とマサオも多分，Ｓ病院への転院は望まないと思います。これから先はあまり時間が残されていないのも分かりますので，どうか最期までこちらで治療を続けて下さい」と，穏やかによどみなく返答され，お母さんも大きく頷いていました。すでに何度も十分に家族の中で話し合った結果だったようです。Ｓ病院脳神経外科の担当医には，手紙でマサオさんの容態と家族の意向を伝えましたが，「まずは診察と検査を受けてもらい，今まで以上に麻酔と手術の危険性は高くなりますが少しでも良くなる可能性があれば手術も検討してみます。でも，それはご家族の理解と同意が前提になります」という丁寧な返事をもらいました。脳外科医のコメントを伝えると，ご家族は一層熱心に面会を続け，病状の変化があるときは，私もその都度，説明と意向の確認を行ないました。そしてその約１カ月後に，呼吸苦や痙攣が徐々に収まり，マサオさんは眠るように亡くなられました。

■考　　察

比較的元気にしていた成人なら，水頭症が悪化すると頭痛や嘔吐以外に尿便の失禁，易転倒性や四肢の脱力，意識障害や認知機能低下が認められます。普段から，意思の疎通をとることがほとんどできず，日常生活動作全般の介助を受け，排泄が自立していないマサオさんの水頭症がいつ頃から悪化していたのかは不明でした。このような場合は，専門医を受診して画像検査を定期的に受けていれば良いのですが，新潟のように気候が安定しない地域で，民間救急車や介護タクシーを使い，全介助の患者さんに短くとも半日かけて検査と診察を受けてもら

うため高齢の家族に付き添いを求めることには，実際さまざまな問題があります。脳外科や神経内科の専門医側と普段の主治医の間で，時間が経つに連れて「次回は，何かあったら受診」という現実的な妥協案に落ち着くのは仕方がないことです。以下に，マサオさんの経過に沿った検討を加えます。

　お母さんの過労を心配して，やはり小さなお子さんの母でもある看護師が，「お母さんが倒れたらマサオさんが寂しがるので，その前に休みを取りましょう」と勧めても，マサオさんのお母さんは，「ありがとう。でも今さら言っても仕方がないけど，全ては（子どもの異変に気付かなかった）私の責任だから」と，50年経ったその時でもお母さんは強い自責の念にかられているようでした。「マサオが熱を出して，N病院に連れて行ったときから私の時間は止まってしまったの」，時間が止まってしまったとはよく言ったもので，マサオさんのお母さんにとってお父さんやマサオさんのお兄さん達との時間は普通に流れても，マサオさんとの時間の流れはあの時から完全に遮断され，再び動き出すことは無かったのでしょう。『王舎城の悲劇』の中で，息子アジャセに「流注」という悪臭を放つ瘡が多発して，いろいろな薬を試しても効果がみられず，釈迦にアジャセ生誕の経緯を説明した妃イダイケと同じ心境だったかもしれません。その時，釈迦は語らず，後に「無言の説法」と言われる時間が流れました。

　それまで健康に育っていた乳児が髄膜炎に罹患した責任をその母親に求めることは，我々医師から見れば根拠に乏しい飛躍し過ぎた話です。でも，マサオさんのお母さんに限らず，母は子の病気や怪我の医学的な説明を理解できても，心でそれを受け入れることができないことがよくあります。その後の水頭症の再発と再手術の大変さ，他のお子さん達より不自由な生活を過ごすマサオさんの姿は，お母さんにとって「思い出」には昇華できない，塗り替え不能な「外傷性の記憶」[144]と言って良いでしょう。

　実は，緊急性はあるが治療のリスクが高い疾患の患者さんの中に，リハビリテーションを始める時期になって「最初に受けた医師の説明など，何が何だか全く分からないうちに治療が始まった」と言う方が少

なくありません。一分一秒を争いながら治療に取りかかる必要がある時ほど，治療方針の選択は，できるだけクライアントが理解できるように説明し，選択肢はどちらかにウエイトを置きすぎないよう吟味し，十分に考えるのは難しくとも，せめて「分かりました」と言ってもらうまでの時間を惜しんではいけません。そして，解答に時間がかかりそうな問題は複数の家族に説明すると考えがまとまりやすくなり，不安が適度に分散して互いに満足ができる内容に近づくこともあります。釈迦は，相手の能力（機根）や性格に応じ，その場にふさわしいやり方を選び説法をした（対機説法）ことが知られていますが，説明する側はそれに近いことを心掛ける必要がありそうです。「マサオが痙攣するので脳外科に連れてゆくと，手術を受けないともっと大変なことになると言われて，それで何度も手術を受けました。手術はうまくいったと言われて安心できたのはありがたいのですが，結局は良くならなかったです。手術がうまくゆくのと，マサオが良くなるのは別なことなのでしょうか」。そんなお母さんとお兄さん達の言葉と，アジャセの逸話を照らし合わせると，私を含む医療者が「殺父と殺母未遂」に悩み苦しむアジャセに，道理を諭すだけの「六師外道」になっていたような気がします。そして，2人のお兄さん達こそがイダイケとアジャセを導く大臣「耆婆」と「月光」だった。我々医療者からすれば，学術的・経験的に考えると治療をしてもほぼ病気や怪我が良くならないだろうと思っても，今は治療しないわけにはいかない場合があります。このジレンマを，現在治療中の患者さんと家族にではなく，いつかクライアントになりうる市民にも普段から分かりやすい形で伝えておくことは大切で，そのことは医療が無力であると宣言することは違います。誠意を持って，医療は万能ではない，なので「私たちの生命について一緒に考えたい」と伝えることが大切なのです。

　色白で眉目秀麗なマサオさんが時に見せる，はにかむような笑顔は病棟スタッフの心を和ませ，大半のスタッフは小さい頃からの愛称でマサオさんに声をかけていました。クライアントへの敬意を忘れず，当人やご家族が不快に思わなければ，このような呼びかけを「自己愛同一化」や「逆転移」と切り捨てるのは適切でありません。私がマサオ

さんと過ごした4カ月半の間，私はマサオさんの表情や顔色からアジャセのような自己の成り立ちや病に対する怨みを感じ取ることはできませんでした。むしろ，今日も楽しげだなと感じる日が多かったと思います。そんなマサオさんでも度を超した愛着は好まず，時には顔を背けて怒りの表情を見せ，うなり声を挙げて，顔を赤らめながら歯を食いしばり猛烈な抗議をしていました。

　病棟でお母さんに挨拶をすると，マサオさんが赤ちゃんの時に髄膜炎になり，N病院へ駆けつけた時の話に始まり，最期は決まってマサオさんの苦難は全て自分の至らなさが原因であるという結末になります。しかし肺炎や尿路感染を繰り返し，どうやら病状変化が不可逆的な状態に変わりつつあると，私がお兄さん達にも説明した時期から，私にはマサオさんのお母さんの中で「マサオにできることは全てしてあげたい」という気持に微妙な変化が生じ，より現実を眼差すようになったのではないか，という印象を受けました。「今まで50年間マサオを看てきましたが，夫のこともありますし，どうか先生，今度ばかりは脳外科に紹介しないで，このまま最期までこの病棟で治療をお願いします」と言ったお母さんは，それまでほとんど話すことがなかった，認知症のご主人のことも徐々に話して下さるようになりました。「元気な頃は，夫はあまりマサオのことを心配していないような顔をしていました。でも，あの人は誰よりもマサオのことを気にかけていたのです。私もマサオの兄達もそれはよく分かっています」。「自分はマサオだけでなく，夫やマサオの兄達にも至らない存在だった。私がマサオより先に死んでしまったら，他の家族達にマサオのことで面倒をかけてしまうので，マサオを先に死なせることができないなら，私は何とかマサオより長生きをしなければなりません」そんなお母さんの思いが，50年間にわたり頑張り続ける原動力になっていたような気がします。

　マサオさんが，ご家族とともに安らかな表情で退院してから49日も経たないうちに，マサオさんのお母さんは，両手に沢山のお菓子の袋を持ち病棟へ挨拶に来られました。お葬式だけでなく，ご主人やお

孫さんの世話もあるだろうに，お母さんはいつもより少しだけおめかしをされ，深々と頭を下げて丁寧に感謝の言葉を述べ，お菓子とともに喪主である長男さんのお手紙を差し出されました。マサオさんへの感謝の言葉で始まるお手紙は，これまでマサオさんの療育に携わった学校職員やお友達，病院関係者へのあたたかいお言葉とともに，「弟にとっては苦難の多い生涯だったかもしれませんが，マサオから私たち家族は数え切れないほどの幸せをもらいました。マサオ，いっぱい頑張ったね，ありがとう」というマサオさんへの呼びかけで締めくくられていました。

　私と小さな子の母でもある担当看護師で，マサオさんとご家族の物語を我々に学ばせていただきたいと説明したところ，慈愛に満ちた笑みをたたえ，マサオさんのお母さんは迷わず同意して下さったことを記しこの検討を終えます。

あとがきにかえて——これからの退院支援

■湖北省武漢に関わる私的経験

　2020年が明け，1月も後半になると中国の河北省武漢が大変なことになっているらしいという報道が一足先に私たち医療者の耳に入り始めました。魚介類を扱う市場が発生源らしい，いや食用のコウモリを卸売りする店でゴミの処理に問題があったようだ，生物化学兵器かウイルス感染症の治療薬研究所からウイルスが流失したという情報をアメリカとロシアはかなり前からつかんでいた，その証拠に遺伝子構造に関する武漢発の科学論文を確認したが今は消去されている，とさまざまな噂が乱れ飛んでいました。「武漢」が危機的な状態に陥り始めているという話は，私にとって聞き捨てならないものでした。

　今から2年遡る2018年は，私にとって忘れられない年になりました。その年の夏から，私は当時の職場で軌道に乗っていたリハビリテーション病棟の仕事と研究に横やりが入るようになり，その度に周囲と摩擦や衝突を繰り返したあげく，その年の暮れに文字通り病棟で倒れてしまい，それから2019年の5月はじめまで読書をしながら寝たり起きたりの生活を続けていました。私の病状に対する専門医の診断は「適応障害」ですが，過剰覚醒が続き爆発的な憤怒感が有り，同じことばかり考え時間が現実感を伴わずに流れることなどから，自分では「複雑性外傷後ストレス障害」（Herman [144]）と理解していました。適応を求められているのが全体主義的で適応困難な環境であると，人は長期の反復する外傷的なストレスを受けます。

　治療をする側から治療を受ける側になって気がついたことは，医師は丁度，望遠鏡越しに患者さんを見ているようなもので，医師が患者さんを拡大して詳細に見ようとするほど，患者さんからは医師が離れて見えるということです。子どもにおもちゃの望遠鏡を持たせると，必ずといってよいほど，望遠鏡を伸ばしたり縮めたり，逆から見て景色

が小さく遠くに見えることに大笑いを始める，あれです。医師と患者の対等で開かれた関係とは，患者さんが医師から望遠鏡を取り上げて医師を観察し，医師も望遠鏡を逆から見て子どものように大笑いできる関係と言い換えることができます。私は自分が治療の対象となることで，医師が思ってもみなかったような「惨めさ」を患者さんが感じていること，その「惨めさ」は病いとともに生じるのではなく，病いという機会を得て明らかになることがあると気付きました。パスカルの「人間が偉大なのは，自分の惨めさを知っていることにおいてである」という言葉を引用し，「つまり私たちは，もしも病いや人生の失敗がなくても，誰しもが十分にみじめである」という向谷地の指摘 145)には，なるほどと頷けます。

　その年の12月初旬のある晩に自宅のインターフォンが鳴り，モニターには眼鏡をかけて左手をハンカチで押さえた若い女性とベレー帽を被った同年代の小柄な女性が映っていました。インターフォン越しに用件を尋ねてみましたが，どうやら私の言葉が通じないようです。ドアを開けて玄関に招き入れたところ，2人の女性は来日したばかりの中国人留学生であることが分かりました。さらに尋ねるまでのこともなく，眼鏡をかけた方の女性が刃物で指の側面を切り，友人が付き添って来たことは一目瞭然でした。異国での予期せぬ出来事に困り果てた2人は，スマートフォンで医療機関の検索をしたようです。なんと彼女たちのアパートのすぐ近くに私の父が10年以上前に閉院した「本間医院」が登録されていたので，助けを求めて来院したのだそうです。まず，2人に父の診察室だったリビングルームのソファに腰掛けてもらい，英語で話しかけてみましたが英語も通じません。そこで日本語と中国語が堪能な彼女たちの友人にスマートフォンでメールを送り，私と2人の女性およびその友人で，スマートフォンを介して会話を始めました。中国からの留学生は，お国でゴミの出し方を厳しく注意されるようで，牛乳パックをゴミ袋に入れる前にナイフで細かく切り分けているときに指を切ってしまったとのことでした。私は医師であるが自宅には医療設備はなく，今の時間なら当番の整形外科の救急輪番医

に傷の治療を依頼できると，何とか伝えることができました。顔氏家訓に「窮鳥懐に入るは，仁人の憐れむ所なり」とあります。その場で119番に確認した救急輪番医のＡ整形外科に電話をすると，ふたつ返事で診療して下さることになりました。彼女たちは，私たち夫婦には馴染みがなかった「河北省武漢」から新潟へ留学してきた学生さんで，怪我をした女性は「シュさん」という苗字であることも分かりました。家内が入れた「ヨモギドクダミ茶」を，妙に嬉しそうに味わっている２人には申し訳なかったのですが，ちょっと急かして当番のＡ整形外科へ送り届け，傷の縫合と抗生物質の処方をしてもらいました。

　新潟の12月は武漢と同様に寒いので，２人は厚く重ね着をしていましたが，暖房がきいた車の中では額にうっすらと汗をかいていました。クリニックからの帰路，私が苦し紛れに白楽天から大学時代の台湾出身の友人の名前まで挙げると，２人は若い女性らしい涼やかな声で笑いころげていました。シュさんとお友達は，とても礼儀正しい女性で，アパートの前で深々とお辞儀をしてから，笑顔でずっと手を振っていました。翌日，私の職場のパソコンにシュさんから送られて来たお礼のメールには，「傷を縫ってくれたＫ先生が優しく声をかけてくれたことも嬉しかった，日本人の親切に感謝します」とありました。傷の縫合に立ち会った私に，終始笑顔を向けていたシュさんの口元に行儀良く並ぶ小さな真珠のような歯を思い出します。テレビの報道で武漢の様子を見るたびに，シュさんとベレー帽のお友達とそのご家族は，新型コロナウイルス感染症と都市封鎖の危機を脱し，元気に過ごしているのだろうかと私は考えてしまいます。

■ 2020年2月17日（月曜）

　日曜にも関わらず，2020年2月16日に開催された専門家会議（正式の呼称や構成員は不明，議事内容は見当たらず）を境に，全くの異分野から登庸された厚労省トップの不自然なヘアスタイルと口調は微妙に変化しました。翌17日昼のニュースで，相変わらず原稿を棒読みする彼の眼差しは明らかに泳いでいました。その瞬間,「これは中国とクルーズ船だけの問題ではない，長いパンデミックの前触れだ」と

私は確信しました。昼休みのうちに，東京芸術劇場で開催される『ね
じまき鳥クロニクル』の予約をキャンセルし，ひと月後に第11回事
例検討会でプレゼンテーションを担当する予定だったH医師とS医師，
30名を超える参加希望者全員に検討会と懇親会の中止を知らせるメ
ールを送信しました。ベテランの内科医であるH医師とS医師は，「こ
れから先，いったい世の中はどうなるのでしょう」と問う私に，「分か
りません。本当に，どうなるのでしょう」と誠実に答えてくれました。

　帰宅した私の顔つきは，まるで「脱魂したシャーマン」のようだっ
たと妻は言います。

　呑気に口笛を吹きながらパスタを茹でている場合ではありません。
徹底的に自分と向き合い，井戸（id；イド）を掘り込まねばならない
時が来ました。

　2020年2月17日，我々が住んでいた世界のねじは，確実に一巻き
されたのです。

■「幻の第11回事例検討会」から学んだこと

　H医師（リウマチ・膠原病の専門家）から私に送られてきた，第11
回検討会に提出予定だった事例は，「もともとは関節リウマチの患者さ
んだが，肺の慢性疾患が悪化してA基幹病院に緊急入院した。その後，
入院期間に余裕があり在宅復帰支援に習熟したBリハビリテーション
病院に転院した矢先に，肺疾患の急な再燃で呼吸器内科を専門にする
C病院に転院した。さらに他の内部臓器の合併症を併発したのでA病
院に逆戻りし，現在は，B病院でH医師の先輩であるS医師（呼吸器・
感染症の専門家）が主治医になり入院治療を続けている」という大変
な男性患者さんです。何が大変かと言うと，この患者さんは，体調管
理を心掛け，規則的に服薬していても再燃することがある，重篤で不
安定な基礎疾患を幾つも抱え，医療的な側面だけでも在宅復帰最難渋
例と考えられます。また生活背景にも幾つかの問題があり，病気療養
のため離職を余儀なくされ経済的に逼迫した身寄りのない壮年男性と
もなれば，戸建てや分譲住宅を所有していても，その構造やいつでも
世話をしてくれる人の確保などの現実的な課題[147]が予想され，自宅

退院は至難の業です。

　DPC病棟や回復期リハビリテーション病棟における入院期間や主病名以外の「持ち出し検査や治療」の制限など，包括診療に特有の診療報酬算定上のバイアスは「現代の神託」と化し，「無駄を省き利潤を追求する」社会の風潮は医療や介護分野の隅々まで影響を及ぼしています。さらに自己決定をし難い環境や，その人らしい「生と死のあり方」を確認する機会の乏しさなど，EBM（科学的根拠に基づく医療）が偏重され，「コスト意識」が医療・介護・福祉業界の共通スローガンになった2000年前後から顕在化した問題が，重く患者さんにのしかかっていると言っても過言ではありません。

　皆さん，『エディプス』を思い出して下さい。デルフォイのアポロン神殿の入り口には2つの格言がありました。「汝自身を知れ」そして「限度を超えるな」。

　新型コロナウイルス感染症の蔓延で，衣食住から余暇の過ごし方まで厳重な自粛を強いられ，初めて明らかになった「ビフォー・コロナの時代」の矛盾。目標数値の達成に追われ，背伸びをして無理を重ねた結果，社会全体で解消を目指したはずの格差や貧困は拡大し，虐待や依存症の裾野は全世代に広がり，個人から国家まで対話より，対立や恫喝で問題を押し込めようとする痴れ者はいっこうに減る気配はありません。ビフォー・コロナの時代は，個人と社会の問題を，鬱陶しい定型文で覆い隠していた「まやかしの時代」だったのでしょうか。長引く感染症蔓延に対する不安の中で，不運にも感染者として数え上げられた方達や，事態の改善に向け最前線で奮闘している仲間達への差別や，「自粛」を盾にしたヘイトクライム的な言動に共鳴する者がいました。一方で，食材や日用品の有効利用を呼びかけ，障害者や高齢者への配慮を求める草の根的な取り組みから，困窮している他者に直接手を差し伸べようと声を挙げた人達が多くいたことにも目を向ける必要があります。「ビフォー・コロナの終末期」に起こったさまざまな出来事を通じ，我々は人と人とのつながりや絆の大切さに気付き，リモートでも以外に心はつながりあえることも実感できました。

　繰り返しになりますが，「退院支援」は単に制度やサービスを紹介す

る場ではありませんし，専門家からの権威と善意の押しつけをする場でもありません。退院支援の根本は，普通の人の良識と倫理観に基づいた配慮や気配りであるべきで，病気や障害という「不条理」を被ったクライエントの切実な問題を，支援者側の時間と経済的な効率に置き換えないように気をつけ（「物象化」しない），クライエントが大切にしてきた生活世界を尊重する姿勢にあると思います。これが私の結論です。そう，ただそれだけのことです。

本間　毅

附記　「退院支援研究会の業績」（2017 年 5 月〜 2020 年 3 月）

【論文】
1）本間　毅「退院支援の現象学」新潟市医師会報第 572 号（2018 年 11 月号）

【学会発表】
1）本間　毅「新潟における退院支援研究会の取り組み」理事会企画シンポジウム，対人援助学会第 9 回大会（2017 年 11 月 4 日，京都）
2）本間　毅「退院支援研究会がスタートしました」企画ワークショップ，対人援助学会第 9 回大会（2017 年 11 月 5 日，京都）
3）本間　毅，横田啓子，桑山公子，田村良助，米木良介「回リハ病棟の理想郷（イーハトーブ）を目指すために必要なこと」第 30 回回復期リハビリテーション協会研究大会（2018 年 2 月 3 日，岩手）
4）本間　毅「認知症で介護抵抗のある方の看取りを視野に入れた退院支援に関する検討．退院支援研究会の活動報告（第 1 報）」日本リハビリテーション医学会第 55 回学術集会（2018 年 6 月 28 日，福岡）
5）本間　毅，津田隆志，新井田賢「地域包括ケアと IPW（Inter professional Work）を支える回リハ病棟を目指して」第 4 回日本医療連携研究会総会研究集会（2018 年 7 月 7 日，徳島）
6）本間　毅「退院支援と意思決定支援」対人援助学会第 10 回大会，企画 WS（2018 年 11 月 18 日，京都）
7）本間　毅「退院支援の科学と情熱」回復期リハビリテーション協会第 33 回研究大会（2019 年 2 月 21 日，千葉）

8）本間　毅「退院支援と意思決定支援」（2019 年 11 月 17 日，静岡）

9）本間　毅「9 の anecdote から覗える退院支援の課題」対人援助学会第 11 回大会（2019 年 11 月，京都）

【講演】

1）本間　毅「回復期病棟の運営と退院支援」新潟聖籠病院勉強会（2017 年 11 月 16 日，新潟）

2）本間　毅「退院支援研究会の活動から見えてきたこと〜『意思決定支援』とは何か〜」対人援助学会第 23 回定期研究会（2018 年 9 月 14 日，京都）

3）本間　毅「『退院支援』を学ぶ〜いま求められる退院支援とは〜」新潟市医師会第 115 回在宅医療講座（2018 年 11 月 9 日，新潟）

4）本間　毅「物語から始まる退院支援〜退院支援研究会の活動を報告します〜」緩和ケアリンクにいがた第 61 回定例会（2020 年 1 月 17 日，新潟）

【研究会と特別講演ほか】

1）中村　正「対人援助学の創造―『生きる』を協働することの省察的な実践」退院支援研究会発足式（2017 年 5 月 21 日，新潟）

2）「入院後にうつと前立腺疾患が判明した腰椎圧迫骨折患者さんへの退院支援について」第 1 回事例検討会（2017 年 6 月 16 日）

3）「認知症で介護抵抗のある方の看取りを視野に入れた退院支援について」第 2 回事例検討会（2017 年 9 月 15 日，新潟）

4）「退院先が二転・三転した 40 歳代脳卒中患者の 1 例」第 3 回事例検討会（2018 年 1 月 19 日，新潟）

5）斎藤清二「医療における多職種協働と物語能力」退院支援研究会 2018 年度年次大会（2018 年 5 月 26 日，新潟）

6）斎藤清二，野本優二，大西康史，高橋直己，本間　毅「シンポジウム：退院支援とナラティブ」（2018 年 5 月 26 日，新潟）

7）「ときどき入院，ほぼ在宅〜神経難病利用者さんへの意思決定支援〜」第 4 回事例検討会（2018 年 6 月 15 日，新潟）

8）「身寄りなし問題」第 5 回事例検討会（2018 年 9 月 21 日，新潟）

9）小山弓子「食事制限のあるクライエントの嗜好尊重について考える」第 6 回事例検討会（2018 年 11 月 22 日，新潟）

10）本間　毅「人生会議していますか？」第 7 回事例検討会（2019 年 3 月 15 日，新潟）

11）臼井正樹「介護福祉を巡る断章〜対人援助と親密圏〜」退院支援研究会 2019 年年次大会（2019 年 5 月 25 日，新潟）

12）臼井正樹，樋口美和子，小山弓子，本間　毅「シンポジウム：介護福祉と退院支援」退院支援研究会 2019 年年次大会（2019 年 5 月 25 日，新潟）

13）「急性期病院での退院支援と地域連携〜受け入れ先が見つからず，支援が難渋した脳血管障害患者の一例を通して〜」第 8 回事例検討会（2019 年 6 月 21

日，新潟）

14)「入退院を繰り返す高齢心不全患者への退院支援」第9回事例検討会（2019
年9月20日，新潟）

15)「退院先が二転三転した40歳代　脳卒中患者の一例～退院後の生活状況～」第
10回事例検討会（2019年11月29日，新潟）

文　　献

【第1部　参考文献】

1）マルセル・モース：『贈与論　他二篇（森山工訳）』．岩波文庫，2017 年

2）手島睦久ほか：『退院計画―病院と地域を結ぶ新しいシステム』．中央法規出版社，p.1, 1997 年

3）本間　毅：退院支援におけるナラティヴ・アプローチの可能性．『N：ナラティヴとケア』．遠見書房，No.5, pp.78-85, 2014 年

4）野口裕二：はじめに，ナラティヴ・アプローチの展開．『ナラティヴ・アプローチ（第1版）』．剄草書房，p.1, 2012 年

5）野口裕二：終章，ナラティヴ・アプローチの展望．『ナラティヴ・アプローチ（第1版）』．剄草書房，p.267, 2012 年

【第2部　参考文献】

6）バイステック，F. P.：『ケースワークの原則　新訳改訂版（尾崎新ほか訳）』．誠信書房，pp.33-211, 2017 年

7）本間　毅：整形外科分野における「自虐的世話役」に対する援助とその問題点．対人援助学研究，Vol.3 No.2, pp.11-16, 2015 年

8）本間　毅：認知症のある大腿骨頚部骨折患者の在宅復帰に際し「阿闍世コンプレックス」が問題解決の糸口になった症例．第 52 回日本リハビリテーション医学会学術集会．ポスター講演，新潟，2015 年

9）本間　毅：人工膝関節置換患者の術後満足度に及ぼす老いの受容の影響．日本人工関節学会誌，Vol.45, pp.587-588, 2015 年

10）本間　毅：医療における対人援助としての退院支援を再考する．対人援助学会第8回大会企画ワークショップ，神奈川，2016 年

11）松木邦裕：『私説　対象関係論的心理療法入門』．金剛出版，p.68, 2016 年

12）岩井八郎：戦後日本型ライフコースの変容と家族主義．『親密圏と公共圏の再編成（落合恵美子編）』．京都大学学術出版会，pp.127-153, 2013 年

13）マイネッケ　F.：『近代史における国家理性の理念（岸田達也訳）』．中公クラシックス，pp.43-90, 2016 年

14）木村　敏：あいだと生死の問題．『あいだと生命　臨床哲学論文集』．創元社，pp.189-216, 2014 年

15）クラインマン，A.：悲劇そしてケアすること．『ケアすることの意味（皆藤章・江口重幸訳）』．誠信書房，pp.64-71, 2017 年

16）アレント，H.：『精読アレントの「全体主義の起源」（牧野雅彦訳）』．講談社選書メチエ，pp.187-211, 2015 年

17）初見　基：『現代思想の冒険者たち 06　ルカーチ』．講談社，pp.304-313, 1998 年

18）クラインマン，A.：『病いの語り―慢性の病いをめぐる臨床人類学（江口重幸

ほか訳）』. 誠信書房, pp.3-70, 2013 年

19) Donabedian, A.：The quality of care. How can it be assessed? JAMA, 260: 12, p.1743-1748, 1988 年

20) 黒崎恵子・宇都宮宏子：『退院支援ガイドブック（宇都宮宏子監修）』. 学研, pp.40-61, 2015 年

21) ピゴーズ, P. & F.：『インシデント・プロセス事例検討法　管理者のケースマインドを育てる法』. 産業能率大学出版部, 1981 年

22) コーブル, F.：『マーズローの心理学　第 3 勢力（小口忠彦訳）』. 産業能率大学出版部, pp.59-84, 2011 年

23) 北岡力：本人の希望をかなえる「医療同意」を考える（医療現場での実践　内科医の立場から）. 『認知症の人の医療選択と意思決定支援（成本迅編）』. クリエイツかもがわ, pp.168-173, 2016 年

24) 河合隼雄：『カウンセリングの実際　〈心理療法〉コレクション II（河合俊雄編）』. 岩波現代文庫, pp.136-139, 2011 年

25) ハードマン, T. H.：『NANDA-1 看護診断―定義と分類 2009-2011（日本看護診断学会監訳, 中木高夫訳）』. 医学書院, pp.342-343, 2009 年

26) 辻恵子：意思決定プロセスの共有－概念分析. 日本助産学会誌, 21(2), p.15, 2007 年

27) 中山和弘・岩本貴：『患者中心の意思決定支援　納得して決めるためのケア』. 中央法規出版, 2017 年

28) 川島大輔：「死の意味づけ」の意味再構成. 『生涯発達における死の意味づけと宗教　ナラティブ死生学に向けて』. ナカニシヤ出版, p.142, 2011 年

29) 長谷川和夫：『ボクはやっと認知症のことがわかった』. KADOKAWA, pp.66-68, 2020 年

30) 阿部修士：「早い心」と「遅い心」による意思決定. 『意思決定の心理学　脳と心の傾向と対策』. 講談社メチエ, pp.14-30, 2017 年

31) フッサール, E.：『現象学の理念　現象学的考察の第二段階（長谷川宏訳）』. 作品社, pp.14-15, 2012 年

32) フッサール, E.：『ヨーロッパ諸学の危機と超越論的現象学（福田恒夫・木田元訳）』. 中公文庫, 1995 年

33) ヤング, A.：外傷的記憶の構造. 『PTSD の医療人類学（中井久夫ほか訳）』. みすず書房, pp.179-191, 2018 年

34) ハーマン, J. L.：歴史は心的外傷を繰り返し忘れてきた. 『心的外傷と回復（中井久夫訳）』. みすず書房, pp.11-24, 1999 年

35) 土居健郎・小倉　清：『治療者としてのあり方をめぐって　土居健郎が語る心の臨床家像』. 遠見書房, pp.49-51, 2017 年

36) シャロン, R.：序文. 『ナラティブ・メディスン　物語能力が医療を変える（斎藤清二ほか訳）』. 医学書院, 1988 年

37) 廣野善幸：古代ギリシャにおける二つの生命概念, ゾーエーおよびビオスの分析. 『ギリシャ哲学セミナー論集 XIII』. pp.14-32, 2016 年

38）アガンベン，G.：『ホモ・サケル　主権権力と剥き出しの生（高桑和己訳）』．以文社，pp.7-22, 2007 年

39）世界保健機構（WHO）：『ICF 国際生活機能分類　国際障害分類改訂版』．日本法規，pp.3-24, 2008 年

40）上田敏：『ICF の理解と活用　人が「生きること」「生きることの困難（障害）」をどう捉えるか』．萌文社，きょうされん，pp.40-43, 2009 年

41）デカルト，R.：『方法序説（谷川多佳子訳）』．岩波書房，1997 年

42）グッケンビュール・クレイグ，A.：『老愚者考（山中康裕ほか訳）』．新曜社，pp.84-87, pp.173-175, 2007 年

43）カフカ，F.：『変身（髙橋義高訳）』．新潮文庫，1952 年

44）ギデンズ，A.：『親密性の変容　近代社会におけるセクシャリティ，愛情，エロティシズム（松尾精文ほか訳）』．而立書房，1995 年

45）ハーバーマス，J.：『公共性の構造転換　市民社会の一カテゴリーについての探求（細谷貞雄ほか訳）』．未来社，1973 年

46）北山　修編：『共視論　母子像の心理学（第一章　北山　修，第三章　やまだようこ）』．講談社選書メチエ，pp.8-47, pp.74-90, 2005 年

47）本間　毅ほか：膝術後 CRPS への共視的ナラティヴ・アプローチ．日本人工関節学会誌，Vol.45, 2015 年

48）木村　敏：『現代思想　臨床哲学のゆくえ』．青土社，Vol.44-20, pp.8-26, 2016 年

49）テレンバッハ，H.：『メランコリー（木村　敏訳）』．みすず書房，pp.139-174, 2013 年

50）北山　修：『精神分析理論と臨床』．誠信書房，pp.30-44, 2007 年

51）河合隼雄：『ユング心理学入門』．培風館，pp.95-101, 2011 年

52）グッケンビュール・クレイグ，A.：『心理療法の光と影　援助専門家の力（樋口和彦ほか訳）』．創元社，2019 年

53）ヤング，A.：『PTSD の医療人類学（中井久夫ほか訳）』．みすず書房，pp.81-86, 2001 年

54）Carstensen, L. L. et al.：Emotinal experience with age: Evidence based on over 10 years of experience sampling. Psychology and Aging, 26, pp.21-33, 2011 年

55）Fung, H. H. & Carstensen, L. L.：Goals change when life's fragility is primed: Lessons learned from older adults, the September II Attacks, and SARS. Social Cognition, Vol.24, pp.248-278, 2006 年

56）オットー，R.：『聖なるもの（久松英二訳）』．岩波文庫，pp.11-23, 2010 年

57）一般社団法人回復期リハビリテーション病棟協会：『回復期リハビリテーション病棟の現状と課題に関する調査報告書』．同協会，p.105, 2020 年

58）稲田浩二・稲田和子：『日本昔話百選』．三省堂，pp.59-63, 2016 年

59）大澤真幸：基調講演　河合隼雄の昔話と日本人の心を読む．『昔話と日本社会（日本ユング心理学会編）』．創元社，pp.22-27, 2012 年

60）富永陽子（文），山村浩二（絵），三浦佑之（監修）：『絵物語　古事記』．偕成社，pp.60-80, pp.204-250, 2017 年

61）ウェーバー，M.：『仕事としての学問　仕事としての政治（野口雅弘訳）』．講談社学術文庫，pp.195-200, 2018 年

62）サルトル，J. P.：『嘔吐（鈴木道彦訳）』．人文書院，p.289, 2017 年

【第 3 部　引用文献】

63）「最高裁判所事務総局家庭局：成年後見関係事件の概況．グラフで見る司法統計情報」．Available from URL: http://www.courts.go.jp/　2008 年

64）「社団法人　成年後見センター・リーガルサポート」．Available from URL: http://www.legal-suppoort.or.jp/　2008 年

65）筧　淳夫：データでみる回復期リハ病棟の変遷と課題．『回復期リハビリテーション病棟　第 2 版』．三輪書店，pp.30-36, 2010 年

66）内閣府：『高齢社会白書（平成 23 年版）』．内閣府，pp.2-6, pp.13-18, pp.32-35, pp.45-46, pp.65-67, pp.70-74, 2011 年

67）厚生労働統計協会：『国民衛生の動向 2011/2012』．厚生労働統計協会，2011 年

68）斎藤　学：『依存と虐待』．日本評論社，pp.1-15, 2007 年

69）河合隼雄：『家族関係を考える』．講談社，pp.8-21, 2008 年

70）厚生労働省：『厚生労働白書（平成 23 年版）』．厚生労働省，pp.32-54, 2011 年

71）柴田政彦ほか：CRPS 判定指標．『複合性局所疼痛症候群 CRPS － complex regional pain syndrome（眞下節ほか編）』．真興交易医書出版部, 2009 年

72）住谷昌彦ほか：「CRPS の病態と徴候」．MB Orthop., 25(10): pp.1-6, 2012 年

73）Bennett, M.：The LANSS Pain Scale: The Leeds Assessment of Neuropathic Symptoms and Sign. Pain, 92, pp.142-157, 2001 年

74）Kleinman, A：The Illness Narratives: Suffering, Healing and the Human Condition. Basic Books, New York, 1988 年

75）退院患者の平均在院日数，性－年齢階級・傷病分類別．『国民衛生の動向 2012/2013』．59(9), p.445, 2012 年

76）新宮彦助，日本パラプレジア医学会脊損予防医学会：日本外傷性脊髄損傷登録統計．日本パラプレジア医学会誌，6, pp.336-347, 1992 年

77）キューブラー＝ロス，E.：『死ぬ瞬間（鈴木　晶訳）』．中公文庫，pp.67-230, 2020 年

78）大森　豪：変形性膝関節症の疫学―日本における有病率，発症率と危険因子．『整・災外誌』．55, pp.1629-1636, 2012 年

79）齋藤知行：『膝痛のベストアンサー― NHK 名医に Q』．主婦と生活社，pp.6-7, 2012 年

80）久村正樹：CRPS（RSD）の診断と治療―精神科的アプローチ．MB Orthop., 18(6), pp.65-69, 2005 年

81）住谷昌彦ら，厚生労働省 CRPS 研究班：CRPS の診断と治療．Anesthesia 21 Century, 10, pp.1935-1940, 2008 年

82）住谷昌彦ら：CRPS の病態と徴候. MB Orthop., 25(10), pp.1-6, 2012 年

83）Bennett, M.：The LANSS Pain Scale: The Leeds Assessment of Neuropathic Symptoms and Sign. Pain, 92, pp.142-157, 2001 年

84）クラーク, M. C.：ナラティヴ学習—その輪郭と可能性.『成人のナラティヴ学習（立田慶裕ほか訳）』. 福村出版, pp.16-29, 2012 年

85）世界保健機構（WHO）:『ICF 国際生活機能分類　国際障害分類改訂版』. 日本法規, pp.123-169, 2008 年

86）グリーンハル, T. H. et al.:『ナラティヴ・ベイスト・メディスン—臨床における物語と対話（斎藤清二ほか監訳）』. 金剛出版, 2001 年

87）クラーク, M. C.：ナラティヴ学習—その輪郭と可能性.『成人のナラティヴ学習（立田慶裕ほか訳）』. 福村出版, pp.16-29, 2012 年

88）ヴァイスゼッカー, C. F.：『人間とは何か—過去・現在・未来の省察（小杉尅次・新垣誠正訳）』. ミネルヴァ書房, pp.264-265, 2007 年

89）皆藤　章:『日本の心理臨床４. 体験の語りを巡って』. 誠信書房, p.24, 2010 年

90）神田橋條治:『現場からの治療論という物語—治療する側の視点からの治療』. 岩崎学術出版社, pp.77-87, 2008 年

91）グッゲンビュール＝クレイグ, A.:『心理療法の光と影（樋口和彦ら訳）』. 創元社, 1981 年

92）クラインマン, A.:慢性の病いを持つ患者のケアにおける相反する説明モデル.『病いの語り—慢性の病いをめぐる臨床人類学（江口重幸ほか訳）』. 誠信書房, pp.157-179, 2003 年

93）野口裕二:『ナラティヴの臨床社会学』. 勁草書房, pp.1-14, 2006 年

94）Sackett, D. L. et al.:Evidence-Based Medicine: How to Practice and Teach EBM, Second Edition. Churchill Livingstone Pub, 2000 年

95）ホームズ, J.：心理療法における物語り.『ナラティブ・ベイスト・メディスン（斎藤清二ほか監訳）』. 金剛出版, pp.183-192, 2007 年

96）Lacan, J.：The Four Fundamental Concepts of Psychoanalysis. Norton, New York, 1978 年

97）河合隼雄・村上春樹:『村上春樹, 河合隼雄に会いに行く』. 岩波書店, pp.163-165, 1996 年

98）斎藤清二:『医療におけるナラティブとエビデンス』. 遠見書房, p.162, 2012 年

99）森岡正芳・山本智子:心理的対人援助にナラティヴの視点を活かす聴くことによる創造.『N：ナラティヴとケア』. 遠見書房, No.4, pp.2-8, 2013 年

100）稲垣　諭:プロセスとしての臨床　ナラティブという経験は何を意味するのか.『東洋大学「エコ・フィロソフィ」研究』. 8, pp.139-152, 2013 年

101）Egbert, L. D. et al.：Reduction of post-operative pain by encouragement and instruction of patients. New England Jouranal of Medicine, 270, pp.825-827, 1964 年

102）北山　修:『幻滅論』. みすず書房, pp.29-44, 2012 年

103）北山　修：「共視母子像からの問いかけ」．『共視論』．講談社，pp.19-20, 2005 年

104）やまだようこ・北山　修：「共に視ること語ること（並ぶ関係と三項関係）」．
『共視論』．講談社．pp.73-87, 2005 年

105）やまだようこ：小津安二郎の映画『東京物語』にみる共存的ナラティヴ―並
ぶ身体・かさねの語り．『質的心理学研究』．3, pp.130-156, 2004 年

106）フロイト，S.：『精神分析入門　正続（高橋義孝ほか訳）』．人文書院，1970 年

107）ブルナー，J.：『意味の復権―フォークサイコロジーに向けて（岡本夏木ほか
訳）』．ミネルヴァ書房，1990 年

108）アンダーソン，H.・グーリシャン，H.：クライエントこそ専門家である．『ナ
ラティヴ・セラピー（野口裕二・野村直樹訳）』．遠見書房，pp.43-64, 2015 年

109）斎藤清二：語りの医療学（Narrative Medicine）と物語能力．『関係性の医療
学』．遠見書房，p.232, 2014 年

110）キューブラー＝ロス，E.：『死ぬ瞬間（鈴木　晶訳）』．中公文庫，pp.43-45,
および訳者 鈴木晶によるあとがき．pp.450-455, 2020 年

111）内閣府：『高齢社会白書（平成 23 年版）』．内閣府，pp.6-7, 2011 年

112）山折哲雄：『私が死について語るなら』．ポプラ新書，pp.136-143, 2013 年

113）レイク，N. et al.：『癒しとしての痛み（平山正実監訳）』．岩崎学術出版社，
1998 年

114）ホワイト，M. et al.：『物語としての家族（小森康永訳）』．金剛出版，1992
年

115）クラインマン，A.：『病いの語り―慢性の病いをめぐる臨床人類学（江口重
幸ら訳）』．誠信書房，pp.3-6, 2013 年

116）イマラ，M.：「死，それは成長の最終段階」への書き下ろし．『死，それは
成長の最終段階（鈴木　晶訳）』．中公文庫，pp.302-320, 2011 年

117）Allport, G.：Personality and Social Encounter. Boston Press, 1964 年

118）中井久夫：『世に棲む患者　3 刷』．筑摩書房，pp.296-299, 2013 年

119）北山　修：『劇的な精神分析入門』．みすず書房，pp.280-281, 2010 年

120）北山　修：『幻滅論』．みすず書房，p.179, 2012 年

121）小此木啓吾：『日本人の阿闍世コンプレックス』．中公文庫，pp.193-197, 1991 年

122）本間　毅：TKA の術後満足度向上を目指した包括的患者サポートシステムお
よび退院支援におけるナラティヴ・アプローチの紹介と考察．日本人工関節学
会誌，45, pp.763-764, 2014 年

123）中井久夫：『徴候・記憶・外傷』．みすず書房，pp.161-178, 2011 年

124）カーディナー，A.：『戦争ストレスと神経症（中井久夫・加藤寛訳）』．みす
ず書房，pp.282-308, 2004 年

125）松下　隆：遷延治癒骨折・偽関節．『今日の整形外科治療指針（二ノ宮節夫・
冨士川恭雄・越智隆弘ら編）』．医学書院，p.70, 2000 年

126）伊藤孝治・永崎和美・一柳美稚子：老人の死生観の傾向．『愛知県立看護短
期大学誌』．23, pp.101-111, 1991 年

127）鈴木恒夫：『インフォームド・コンセント―バイオ・エシックス入門（今井

道夫・香川知晶編)』. 東信堂, pp.45-47, 2014 年

128) 北山　修：『覆いをとること・つくること』. 岩崎学術出版社, p.110, 2010 年

129) 名取琢自：こころに耳を傾けるために―ジェイムズ・ヒルマンのリテラリズ
ム批判を手がかりにして.『心理臨床の広がりと深まり（山中康裕編）』. 遠見
書房, pp.67-84, 2012 年

130) ベイトソン, G.：『精神の生態学（佐藤良明訳)』. 新思索社, pp.428-434,
2000 年

【第4部　引用文献】

131) 河合隼雄：『ユング心理学入門』. 培風館, pp.95-101, pp.274-300, 2011 年

132) 鈴木大拙：『仏教の大意　第二講大悲』. 法蔵館, pp.87-93, 2009 年

133) 小林敏明：『フロイト講義〈死の欲動〉を読む』. せりか書房, pp.107-115,
2012 年

134) 川谷大治：道徳の衣を着たマゾヒズム.『マゾヒズムの経済的問題.『現代フ
ロイト読本 2』. みすず書房, pp.546-566, 2008 年

135) 佐藤紀子：阿闍世から〈コロノスのエディプス〉へ.『阿闍世コンプレック
ス（小此木啓吾・北山　修編)』. 創元社, pp.348-365, 2005 年

136) 古澤平作：訳者あとがき.『続・精神分析入門（S．フロイト著)』. 日本教
文社, 1953 年

137) 小此木啓吾：『日本人の阿闍世コンプレックス』. 中公文庫, pp.61-77, 1981 年

138) 中村元ほか：『観無量寿経・阿弥陀経.「浄土三部経」』. 岩波文庫, pp.43-50,
2013 年

139) 小此木啓吾：阿闍世コンプレックス論の展開.『阿闍世コンプレックス（小
此木啓吾・北山　修編)』. 創元社, pp.8-14, 2005 年

140) 髙橋睦子：『ネウボラ　フィンランドの出産・子育て支援』. かもがわ出版,
2015 年

141) 横山博：母性原理と阿闍世コンプレックス.『阿闍世コンプレックス（小此
木啓吾・北山　修編)』. 創元社, pp.270-285, 2005 年

142) 土居健郎：『甘えの構造　増補普及版』. 弘文堂, pp.74-87, 2013 年

143) 門田一法：トーテムとタブー―フロイトの文化論を読む.『現代フロイト読
本（西園昌久監修, 北山　修編)』. みすず書房, pp.273-290, 2009 年

【あとがき】

144) ハーマン, J. H.：慢性外傷症候群.『心的外傷と回復（中井久夫訳)』. みすず
書房, pp.130-147, pp.186-191, 2013 年

145) 向谷地生良：信じるということ.『技法以前』. 医学書院, pp.69-70, 2019 年

146) 村上春樹：火曜日のねじまき鳥, 六本の指と四つの乳房について. 高い塔と
深い井戸, あるいはノモンハンを遠く離れて.『ねじまき鳥クロニクル（第 1
部泥棒かささぎ編)』. 新潮文庫, pp.11-52, pp.101-122, 2019 年

147) 内閣府：『高齢社会白書（平成 28 年版)』. 内閣府, pp.29-41, 2018 年

Epigrams

・支援のポイント

・専門職とは……

・患者の声を拾う

・さまざまな疑問

・学ぼう

筆者略歴

本間　毅（ほんま・たけし）

1957 年生まれ，1984 年杏林大学医学部卒。日本整形外科学会専門医・同学会運動器リハビリテーション認定医，日本リハビリテーション医学会認定臨床医，対人援助学会理事，退院支援研究会代表。現在は，新潟県の新発田リハビリテーション病院に勤務。

趣味はベンチプレス，アイロンがけ，料理。

患者と医療者の退院支援実践ノート

生き様を大切にするためにチームがすること・できること

2021 年 3 月 25 日　初刷

著　者　本間　毅

発行人　山内俊介

発行所　遠見書房

〒 181-0002 東京都三鷹市牟礼 6-24-12

三鷹ナショナルコート 004

TEL 0422-26-6711　FAX 050-3488-3894

tomi@tomishobo.com　http://tomishobo.com

遠見書房の書店　https://tomishobo.stores.jp

印刷・製本　太平印刷社

ISBN978-4-86616-117-4　C3047

遠見書房

短期療法実戦のためのヒント 47
心理療法のプラグマティズム
　　　　　（東北大学）若島孔文著
短期療法（ブリーフセラピー）の中核にあるのは「プラグマティズム」。この本は，この観点から行ってきた臨床を振り返り，著者独特の実用的な臨床ヒントをまとめた書。2,200 円，四六並

こころを晴らす 55 のヒント
臨床心理学者が考える 悩みの解消・ストレス対処・気分転換
　　　竹田伸也・岩宮恵子・金子周平・
　　　竹森元彦・久持　修・進藤貴子著
臨床心理職がつづった心を大事にする方法や考え方。生きるヒントがきっと見つかるかもしれません。1,700 円，四六並

質的研究法 M-GTA 叢書 1
精神・発達・視覚障害者の就労スキルをどう開発するか──就労移行支援施設（精神・発達）および職場（視覚）での支援を探る
　　　　　（筑波技術大学）竹下　浩著
就労での障害者と支援員の相互作用をM-GTA（修正版グランデッドセオリーアプローチ）で読み解く。2,200 円，A5 並

ブリーフセラピー入門
柔軟で効果的なアプローチに向けて
　　　日本ブリーフサイコセラピー学会 編
多くの援助者が利用でき，短期間に終結し，高い効果があることを目的にしたブリーフセラピー。それを学ぶ最初の 1 冊としてこの本は最適。ちゃんと治るセラピーをはじめよう！ 2,800 円，A5 並

精神看護のナラティヴとその思想
臨床での語りをどう受け止め，実践と研究にどうつなげるのか
（帝京大学医療技術学部教授）松澤和正著
さまざまな感情に押しつぶされそうになりながらも患者と向き合う。そんな世界を歩み続けてきた著者の精神看護をめぐる 1 冊。2,200 円，四六並

荒野の精神医学
福島原発事故と日本的ナルシシズム
　　（ほりメンタルクリニック）堀　有伸著
東日本震災後 2012 年に福島県南相馬市へ移住した精神科医である著者が見たものは，原発事故に打ちのめされる地域と疲弊した人々だった。荒野から新しい知が生まれる。2,600 円，四六並

臨床家のための実践的治療構造論
　　　　　　　　　　　栗原和彦著
本書は，治療構造論を時代に合わせて大転換を行い，長年の臨床実践と多くの事例等をもとに詳解したものです。密室だけで終わることのなくなった公認心理師時代の新しい心理支援の方向性を見出す必読の 1 冊。3,200 円，A5 並

ひきこもり、自由に生きる
社会的成熟を育む仲間作りと支援
　　　（和歌山大学名誉教授）宮西照夫著
40 年にわたってひきこもり回復支援に従事してきた精神科医が，その社会背景や病理，タイプを整理し，支援の実際を豊富な事例とともに語った実用的・実践的援助論。2,200 円，四六並

中釜洋子選集　家族支援の一歩
システミックアプローチと統合的心理療法
　　　（元東京大学教授）中釜洋子著
田附あえか・大塚斉・大町知久・大西真美編集　2012 年に急逝した心理療法家・中釜洋子。膨大な業績の中から家族支援分野の選りすぐりの論文とケースの逐語を集めた。2,800 円，A5 並

N: ナラティヴとケア

ナラティヴがキーワードの臨床・支援者向け雑誌。第 12 号：メディカル・ヒューマニティとナラティブ・メディスン（斎藤・岸本編）年 1 刊行，1,800 円